第一個擁抱

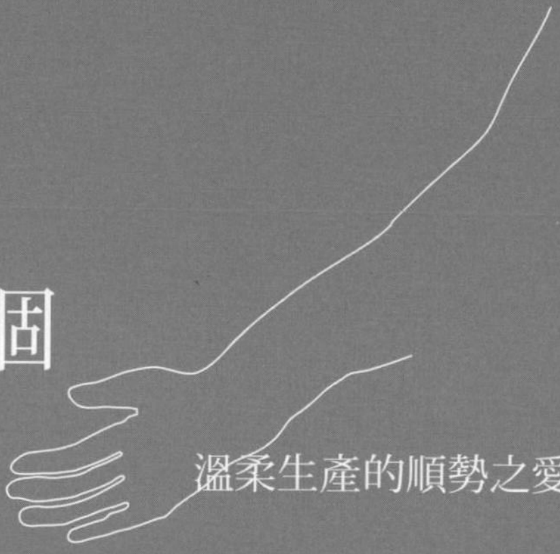

溫柔生產的順勢之愛

序文

走過這四十年，我看到我媽媽的年代，民國四十至五十年代她生了五胎共六個小孩（其中一胎是雙胞胎），胎胎健康且都是衛生所的助產士來家裡接生，民國八十一年廢除助產士在醫院與衛生所的編制，所有接生工作都由醫師接手後，產生越來越醫療化的趨勢，介入也越來越多。身為一名助產師，有幸有許多機會見證新生命來到世上，同時讓我看到女人為了尋覓溫柔親善的生產方式與生產地點，不畏懼的堅定力量。

懷孕及生產對每一位婦女都具有重大深刻的記憶與意義，如今生產環境改善與助產師人力醞釀之際，女性相信自己的身體，相信自然的本能，選擇期待的生產環境與接生者，把生產的主權留給自己。

其實，我的接生技術很簡單，所謂：「生有時，死有時；栽種有時，拔出所栽種的也有時（傳道書3：2）」；唯一我確定比一般人厲害的強項，就是「實務操練」，因為，凡事都有定期，天下萬物都有定時。說真的寶寶何時來到世上，身為助產師的我也不知道啊！

二〇一六年慶祝母親節同時，製作了《是天生人，不是人生人》五分鐘紀錄片，獻給敬愛的母親及往生的外婆。時而在課堂上分享自己對投入助產生命的心聲，曾有產家說對我的感謝：「在生產過程中，充滿力量的引導，看見滿滿的愛，在過程中穿梭流動著……」這也是讓身為助產師的我，一直持續做下去的原動力。

提摩太前書2：15「女人若常存信心、愛心，又聖潔自守，就必在生產上得救。」

以「愛」為出發點，這本書特別強調的兩個概念是「順勢」與「等待」，把何時來到這個世界的決定留給寶寶，溫柔順勢地等待，這是我想傳遞給生產家庭的訊息，讓我們一起把「溫柔順勢之愛」傳遞下去。

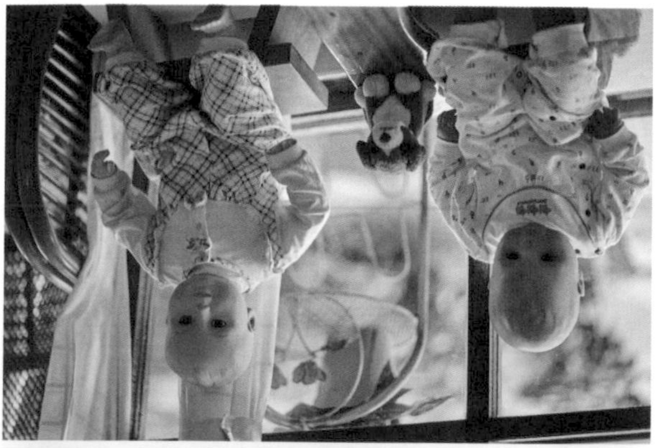

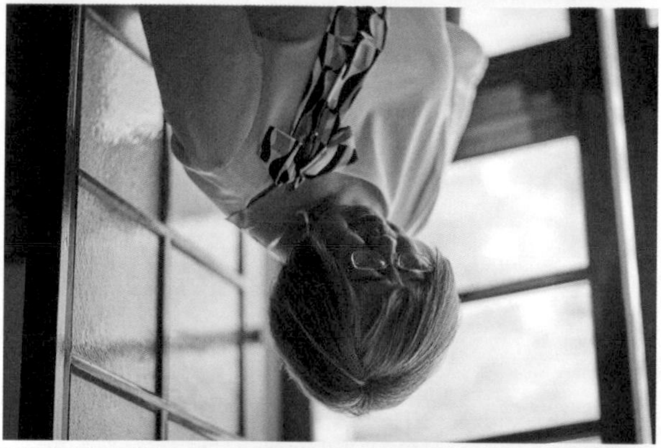

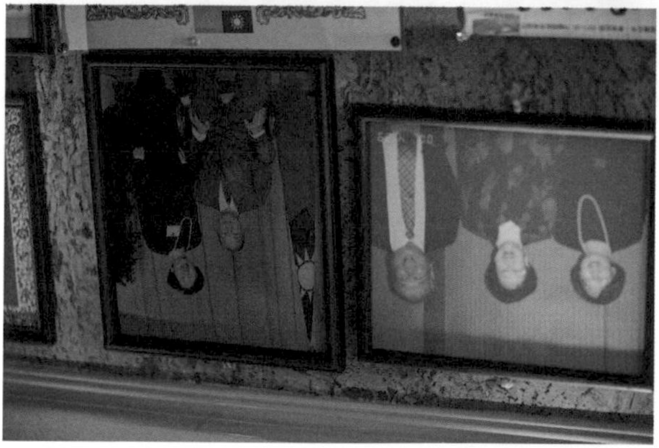

*** 旅程之初 ***

*** 母性與勇氣 ***

*** 家的力量 ***

*** 生命的抉擇 ***

旅程之初

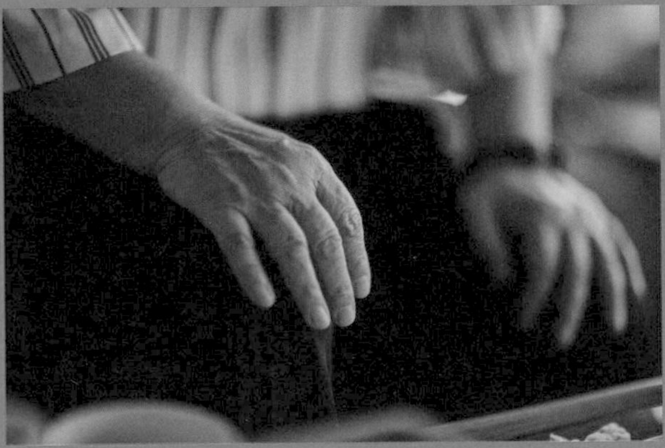

擁抱之壹——溫柔順勢之愛

重新找回自身定位，實踐著「以產婦和胎兒為主體」的接生方式。

翻開本書，你的心中可能充滿了無數問號。居家生產——不去醫院，在家裡生產？尋求助產師接生——助產師？這是個什麼樣的行業？像古早時候的產婆，帶著簡易的裝備，就上山下海到產婦家接生？放著醫院不去，找個幫手到家裡生孩子，這是在和生命開玩笑嗎？生產不就是應該選擇信任的醫師，定期產檢，最後到醫院生孩子嗎？選擇助產師，難道是走倒退路了嗎？

別急，且聽我娓娓道來。

眾所周知，過去在醫療未普及的年代，接生任務大多由「產婆」完成；日據時代隨著西方醫學蓬勃發展，婦產科醫師與助產士皆可協助接生的制度於焉誕生。而後，婦產科醫師接生的情況逐漸普遍，社會大眾也漸被教育成認為「由醫師接生較安全」，一九七二年，婦產科醫師接生率首度超過了助產士，接下來一路升高。一九九一年後，教育部全面取消助產教育，從此助產教育銷聲匿跡，至一九九二年，醫院不再有助產士的編制。

助產士沒落了，卻並未完全消失，她們仍在受限的體制下，服務著寥寥無幾的產婦。八年後，助產教育重新恢復；二〇〇三年，「助產人員法」（原名稱：助產士法）公布施行，此後「助產師」（Registered professional midwife）位階出現，相對應於醫院體制內的「護理師」。想當然爾，這些受過專業護理訓練的助產師，已與早期的「產婆」大不相同。

近年來，隨著歐美「溫柔生產」新興觀念的盛行，助產師更重新找回自身定位，實踐著「以產婦和胎兒為主體」的接生方式。說起來，由於助產師不若醫師還需看診、值班，其與產婦的溝通十分頻繁，常可建立一定的情感基礎，而「客製化」地針對產婦個別性給予合適的生產指導。助產師接生和醫師接生最大的不同是——我們不趕時間。配合待產婦的腳步，緩緩地，從容地，完成所有的生產過程，讓待產婦在醫療介入最低的情況下完成生產過程。

這樣的生產方式，完全不同於社會大眾對生產的想像——待產婦身著醫院的病人服，平躺在產檯上，遵照陌生護理人員的指示，時而用力時而放鬆，待子宮頸口開全新生兒即將出世時被推進產房，然後婦產科醫師現身，接出寶寶並縫合下體傷口。

在助產所內、在家中、或甚至在相關配合的醫院裡，助產師會陪在待產婦身邊，於產程啟動後，一起深呼吸、散步、吃東西、洗熱水澡、按摩、聽喜歡的音樂，等待孩子的降臨。

所以其實，懷孕後，除了到醫院尋找醫師接生之外，生產，還有其他的選擇。

不過在台灣，醫師接生仍是主流中的主流。民國一〇五年，進醫院請醫師接生的產婦高達99.87％，僅有0.07％的產婦尋求助產師的協助，這些0.07％的產婦們，便是本書的主角。是什麼原因讓她們做了這樣的選擇？而做這選擇之前，又該做足什麼樣的準備？

還有，你問，這樣不會很危險嗎？

是以，第一個最重要的準備，就是相信。產婦必須相信自己有能力成為生產的主體，在一般非特殊情況下，不必仰賴過多的機器協助。請注意，「在非特殊情況下不必仰賴機器」，亦即，並非所有婦女都適合選擇助產師居家生產。因此，第二個準備便是：嚴謹檢視自身是否適合請助產師接生。

總括來說，談論產婦是否適合尋求助產師接生，可從「本身」（包括產婦及胎兒）與「外在情境」（包括環境與靈性精神情緒的照護情形等）兩大方面來闡述。以本身而言，產婦骨盆的形狀、大小、關節能動性，產道的彈性、伸縮性及宮縮的情況等，都是會影響可否自然分娩的因素，皆需列入考量；而胎兒的大小、頭形、位置、狀態，也是必要的判斷指標，譬如有早產傾向的孕婦就絕對不適合選擇助產師為其接生。此外，孕婦的情緒穩定亦相當關鍵，過於焦慮的孕產婦較難自主生產，建議還是選擇醫院生產為佳。

外在情境方面，最直接的便是產婦家人的支持程度。若全家上下僅有產婦一人希望由助產師接生，但其丈夫、父母、別的親人皆不贊成，我通常都會說服產婦還是進醫院找信任的醫師接生得好。畢竟，生產絕非產婦一人的事，有了旁人的心理支持與事務協助，不但能讓待產婦輕鬆些，更能讓其產生莫大的安定力量。

相信自身的生產能力、評估尋找助產師接生的合適與否，接下來，就是擬定生產計畫書，以及與助產師的一連串細部討論了。我們會討論的內容，包含生產姿勢、生產情境（如到場人員為誰）、生產細節（如是否願意剪會陰）……等等。孕婦也可藉由討論的過程，重新沈澱身心，為生產那一刻再次準備。

值得一提的是，當孕婦與助產師、醫師一同審慎評估後，確定生產之際要由助產師接生時，仍需規劃相應的配套措施，包括和醫院保持緊密聯繫，確認生產地點距醫院並不太遠，如此一來當生產出狀況時，才來得及後送醫院。

是的，即使已做好萬全準備，依然有需要後送醫院的可能性。因為在生產當下，待產婦的體力、子宮收縮和對於陣痛的承受情況會因人而異，情況不佳時就必須送醫，是故「預防措施」（與醫院的聯繫）必不可少。或許有人會覺得矛盾，先是說婦女具生產自主性，接著又說仍不能與醫院斷了連結，究竟怎麼回事？

是這樣的，大部分的婦女皆擁有能力主宰自己的生產，但在生產當下若意外狀況發生，需動用到醫療資源的時候，我們還是要確保前往醫院的道路暢通無礙，不會擔誤母子的黃金治療時間。這也是為什麼我大力提倡助產人員應被編入正式醫療體制內，讓婦女有多一種選擇，在醫院有機會接受助產師的協助，以獲得更大保障。

信任自己的身體、仔細衡量自己的身心狀況，在選擇助產師協助接生後，做好和醫院之間的溝通，那麼，一次順利的生產經驗就在眼前了。

經過這一連串的解釋及闡述，想必大家對尋找助產師接生的條件及身心該有的準備都有基本的認識了，接著下來，請你準備好一顆開放、接納的心。

你即將要開始一段特別的旅程。不同於以往經驗，想起來有些不可思議，說穿了其實平常如生活的旅程。旅程中會有喜悅，有悲傷，有歡笑和淚水，有無奈、辛酸，也有感動。

請進，歡迎。

母性與勇氣

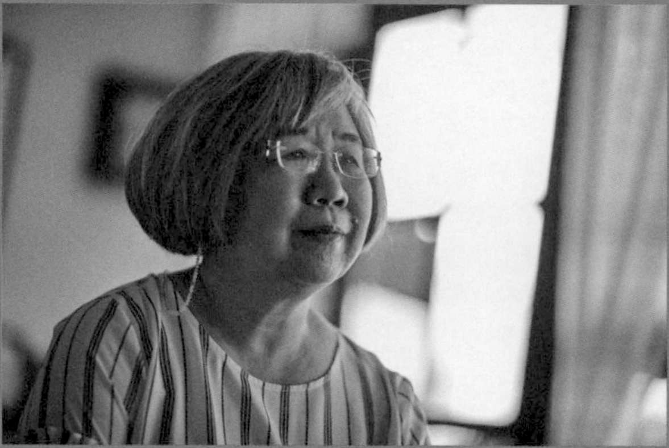

擁抱之貳——滿心相信，必能做成

懷抱著信仰，實踐了她們的信念，成為生產的主人。

羅馬書4：21「且滿心相信，神所應許的必能做成。」

凌晨，第一班火車安穩地走在鐵軌上，打頭陣般揭開嶄新的一天，像新娘掀開前方的網狀面紗。車廂輕搖，偶爾發出細微的鏗鏘聲響，似要喚醒沈睡的世界。在這種時間下，一如往常的，車內乘客寥寥無幾，睡的睡，發呆的發呆，聽音樂的聽音樂。我也跟著大家，靠著椅背，閉上眼，一面養足精神，一面沈澱心緒。

待會要生產的小潔，已於零點過後破水、落紅，在接到她每八分鐘一次宮縮的訊息後，我就連忙收拾工具北上，以最快速度驅車前往火車站。

天仍漆黑，暗得看不見一片雲。我走進無聲的火車站內，準備前往工作地點——待產婦的家。

火車上，閉目養神的我正深呼吸讓自己維持心情平靜，接生前我總要這麼做。即便遠處一位準媽媽在生產關頭盼著我，我卻一點都不能緊張。一來助產師必須是產家中最能穩定軍心的角色；二來接生這事，是講求緣分的。雖說我總是會因時因地選擇最快到達產家的交通方式，但趕得及或趕不及寶寶落地的時刻，還是得看上天的安排、寶寶的選擇。有時進門後就聽到寶寶哭聲，也有時等上了一兩天，卻只見待產婦哀號而不見任何產程開啟跡象。

每一次的接生，都是全新的經驗，讓我學習更冷靜和更堅定。

兩點過後，小潔傳來訊息，宮縮頻率七分鐘一次，我告訴她，記得定時上廁所，排空膀胱，讓胎兒有空間下降。五點時，宮縮已降至四分鐘一次了。驅車的同時，我仍不斷和她保持聯繫，我必須時刻掌握產程進度，不論是在飛機上、火車上，或計程車上。

離開花蓮的海，我於五點過後抵達台北，五點四十五分進入產家。

沒有見到緊張兮兮的家人們，只有圍繞在待產婦身邊的同堂四代家人，和迴盪室內的柔美聖歌，氣氛和樂而平靜。小潔扭曲克制的臉龐和無法壓抑的呻吟，是畫面中唯一的不平靜。見到她的表情後，我很快地知道，寶寶要出生了。連內診都不必。是的，不一會兒，我就在脹大的陰道口邊小心翼翼迎接寶寶的來臨。

首先是頭，接著是軀幹，再來是腳。然後，生命又降臨在這世界上。

「小 baby 很努力呢！」我笑著對小潔說。

小潔也回我一笑，光彩蓋過疲憊，伸手接過還沾著血絲的濕黏女嬰，眼裡盡是母愛。女嬰的短臍帶讓小潔無法將之抱至胸前吸吮乳汁，她只能將孩子捧在肚腹之上。望著她滿足的臉，我想起小潔牽著丈夫拜訪我的那日，眼中所閃爍的色彩，色彩中是滿滿的對自己身體的信任。曾經，她以「不可能的任務」形容居家生產，但她憑著信念克服了所有阻礙，用詳細的產前評估打動了家人，在做好萬全後路的準備下，放心地、全然地相信自己。如今，她懷中的小傢伙正甜甜地趴臥在媽媽身上，兀自證明了小潔的信念所展現的強大力量。

看看時間，我對著大夥鄭重宣布：「出生時間，六點十八分。」

隨後，她的丈夫握住我遞去的臍剪，彷彿進行某種儀式似的，輕輕地、永遠地，分開了這對母女的生理聯繫。

生完胎盤，評估過寶寶的身體機能，量過身高、體重和頭圍，我舉起她的小腳丫子，在兒童健康手冊上蓋上紅印。

嗯，再一次的，我順利完成了接生。

帶著一家人的謝意踏出產家，我不自覺地瞇起眼以抵抗日光。在前往火車站的計程車內，我見到窗外烈陽下耀眼的樓和車，城市的喧囂赫然倒映入眼。

這才發現，原來，天色已那麼亮了。

* * * * * * * * *

這些年來，我總是會被問到各式各樣的問題，其中一項便是：妳怎麼知道會平安接生？產程會順利進行？

老實說，我不知道。

太多不可抗拒的因素支配著生產，而生產當下亦有太多可能的突發狀況，若真要指出什麼連結，我會說：越有信心的媽媽，順利居家生產的機率越高（當然，做好萬全準備，和醫院保持緊密聯繫，仍是非常重要的）。這絕非什麼神秘的洗腦口號，說穿了，不過是因信心來了，自然不會害怕；不害怕了，身體自然會放鬆；放鬆了，分娩自然成了容易之事。

比如小潔吧，她自頭至尾都深深相信所有女性天生就具備了自主生產能力——像其他哺乳動物一樣。因為這份相信，她做到了。

而我，不過是輔助分娩的角色罷了。

握著待產婦的手，說著或溫暖或鼓勵的話語，都是激發婦女生產潛能的手段而已。婦女本身，才是這整場分娩的主角。

小潔清楚這點，莉芳也是。

在醫院冗長的等待與被動的產檢，讓莉芳開啟了所謂「生產選擇權」的思索。

她一直相信自己是身體的主人，相信母親是分娩的主體，相信生產是賦權的過程。但，有什麼生產方式能讓自己實踐這樣的信念呢？

她對我說，在蒐集了各方資料、欲找尋其他生產可能性後，腦中浮現了對「邱明秀助產所」的記憶。「溫馨」，是莉芳對木造外觀與格子狀玻璃窗的形容，經常騎車經過助產所門口的她，對我的助產所印象深刻。理解著醫師丈夫的擔憂，她仍在做了全面性的審慎評估後，選擇了居家生產。「明秀姐，拜託妳了。」知道無法改變妻子的決定，莉芳的丈夫輕聲道，眼神中滿是誠懇。

和莉芳的合作經驗相當愉快，從她所擬定的生產計畫書開始，我就清楚知道她對生產的想望——生產的方式、生產的姿勢、陪伴的親友——她所勾勒的絕美的生產圖像，圍繞著各種熟悉的溫暖；而疼痛，當然不在那想像之中。數個月的孕期內，我們持續保持聯繫，直到她傳來落紅照片的那一刻。

又有個新生命要誕生了，我這麼想著。

猶記得那美麗的社區地勢頗高，青山像幅畫掛在窗外的遠處。進入莉芳的家門後，家人與朋友迎面而來。大腹便便的莉芳掛著汗水和我打招呼，我徐徐走到她的身旁，開始協助她放鬆身體，準備分娩。她泡澡、深呼吸、聆聽靜心音樂、伸展四肢、接受按摩、搭著丈夫的肩緩緩跳舞，在最感舒適的狀態下，等待著寶寶來臨——就像在生產計畫書中所描繪的那般。生產之前，莉芳斜躺在床上，靠進丈夫的懷裡，在些許的掙扎表情中帶著莫名的穩定。看得出來她在陣痛襲來下仍感到十分篤定，篤定自己將會是這場分娩的主角，握有生產的權力。

在一次又一次的痛楚後，我探頭望向莉芳的私處，會陰和肛門口都已相當膨大，是快要生產的徵兆。果不其然，就那麼一下子，胎頭便已在陰道口，隨著頻繁的子宮收縮出出入入。為了鼓勵她堅持下去，我拿起小鏡子照向子宮頸口淡黑色的髮，對她說：「看！看到頭髮了嗎？寶寶就剩短短的一哩路了。」

莉芳露出吃力的微笑點了頭，她知道，就快要和懷了十個月的寶寶見面了。有時遇到寶寶的頭就在陰道口處的情況時，我會詢問母親是否願意伸手摸摸寶寶的頭，和他（她）說說話。有些母親拒絕，另外一些母親則真會伸出手，輕探寶寶的頭在自己體內最後一刻的觸感。

這最後一哩路並非要待產婦萬般用力「擠」出孩子，而是稍微出點力，順勢讓孩子自個兒滑出產道，有點用力又不要太用力，那一點輕捏蜻蜓翅膀——抓著牠又不能弄死牠——的力道，是最適合分娩的。

只那麼一瞬，明亮哭聲就劃過臥室。孩子出生了。

莉芳的丈夫在我的指引下伸手接住寶寶，將寶寶放在她的胸前。那出生未滿十秒的孩子，雙眼還沒完全睜開，就開啟了人生中的第一餐——吸吮乳頭。

事後莉芳回想起這段經驗，總以「美好」形容。她曾在文章中如此寫道：「我們的孩子即將慶祝兩歲生日，我想不太起來生產所經歷的疼痛，只記得寶寶和我們一起創造的美好經驗。」

對於協助莉芳創造了這樣完美的居家生產經驗，我是愉悅且滿足的。能擁有如此正面的經歷，和她對自身的深刻信任有絕對的關係。

那日，走出莉芳的家門後，我感到步履輕盈、內心平靜。人行道上樹影篩出細碎的光，我就這麼踩著光前進。當然，在我所接生的個案中，並非人人都有這樣的歷程。那是由於小潔和莉芳懷抱著信仰，實踐了她們的信念，成為生產的主人，所以經歷了一趟關於創造生命的奇妙之旅。

這是她們相信的，然後也成為，我們的相信。

擁抱之參——母親的意志

夠堅定的母親，才能在相信自己的前提下度過艱辛的生產旅程。

「若不幸遇到羊水栓塞，請不要急救我，讓我把握更多的時間和家人相處……」

我盯著眼前的文字，發了一會呆。是什麼樣的母親，會在生產計畫書中寫進這樣的內容？

收到怡庭的計畫書時，我坐在微涼的助產所內，剛為自己煮了壺茶。茶香濃郁，在電子信箱旁冒出陣陣薄煙。閱讀這封電子郵件時，一股震懾穿透心間，伴著些微涼意——怡庭將生產可能遇到的風險都設想過了，甚至規劃好最壞後果的處置情境。

不僅如此，她甚至在計畫書中寫滿了對懷孕及生產的見解，和對自然順勢生產的堅持。她寫道，母親無法決定孩子的生命該到何方，因為母親不過是載體，而孩子不過是透過母親來到這個世界上罷了！既然只是載體，就該以更自然的方式產下孩子，人類一直都有這樣的本能——因為數千年來，人們都是這麼生孩子的。

這樣深刻的體認，連身為助產師的我都大感佩服，如此無所畏懼的母親啊，早已準備好居家生產所該有的心態了。當然，從我的角度觀之，在全力支持怡庭的同時，也必須為她的安全做完善的把關。除了評估她的產檢報告、胎兒生長情況、各項指標，並請她選擇支持居家生產的醫師做為檢查與諮詢的對象外，我亦評估了其住家和醫院的距離。很好，距醫院夠近，若臨時有任何狀況，較能爭取時間緊急處理。

我們溝通、協調，交換彼此的想法，再討論這些想法實踐的可能。如同所有的美好結局，故事的後來，怡庭完成了居家生產的願望，其中當然免不了強烈的陣痛、痛苦的呻吟，和舒緩疼痛的輔助。

一些顛簸是生產必經的過程，然過程之後更多的是對生命的敬畏和禮讚。

怡庭最後靠著自己的力量，產下一名健康的大嬰兒，重達三千八百公克。總產程費時二十五小時。

我遇過太多準媽媽，拖著孕身遠路迢迢跑來花蓮，進助產所詢問居家生產相關之事。那些女子，長相清甜，動作溫婉，柔弱地像是若絆了一跤就再也爬不起來似的。還有些是進入了懷孕中後期，雖因捧著肚子而感覺笨重，卻仍秀氣且看起來禁不起一點風。

但提到居家生產，她們總是那麼堅持；當產程啟動，更是能見到她們所展現的驚人的堅強的意志力。關於對生命的尊重，關於自主生產的覺醒，常常我會覺得，是她們教導了我，而非我協助了她們。說起來有趣，多年前我自己在生產時可還沒有體認這些觀念呢！

怡庭在生產計畫書中給了我不小的震撼；而說起意志力的展現，怡君亦令我印象頗深。

整整四十九小時的總產程。四十九個小時的努力、忍耐、咬牙和堅持。從怡君破水後直至她的胎盤娩出，共花了兩天的時間。

那也是首次，我在產婦家中住上兩晚。

雖然在前一晚就已破水，那個春末午後抵達怡君的家中時，怡君的子宮頸口仍僅開了兩公分。她一面忍受間歇的焦慮與陣痛，一面聆聽丈夫自話筒中和她父母解釋居家生產的種種（是的，怡君的父母在她要生產當日才知道她的最終選擇）。一整天過去，產程幾乎可說是毫無進展。

我們只好等待。

凌晨一時，子宮頸口開到五公分；四時，八公分；晚上九時，仍是八公分。

十七個小時已過去了。

第二天晚上，沒有帶足行李的我穿著怡君丈夫的運動外褲，站在洗手檯邊清洗自己的換洗衣物。寬鬆的外褲掛在雙腿外頭，感覺空蕩蕩的，我望著在泡沫裡若隱若現的衣裙，感到不解。我們已經等了三十多個小時，寶寶仍沒有要出來的跡象。一定是哪裡不對勁了。

擰乾衣物，晾掛上鋁桿，我轉身走向怡君，陪著引導著讓她說出心裡的話。待了一會兒，她終於娓娓道來內心的恐懼。我握著怡君的手，藉著聆聽傳達給她力量和信心。「勇氣」，是怡君形容自己和我聊過後所感受到的心情。帶著這樣的勇氣，怡君的痛感愈趨強烈，疼痛位置也漸從腹部轉移至腰部及骶骨尾骨處。產程開始前進了。

產程的前進意味著更多的痛，我依照慣例為怡君按摩八髎穴，讓怡君自由移動、變換姿勢，並減少內診的頻率。到了第三天的清晨三時許，寶寶的頭髮已在眼前；四時半，怡君順利產下了她的第一個孩子。

多麼令人動容的一刻，幾十個小時的堅持。自始至終，怡君以強烈的意志力堅守著信念，沒有抱怨，沒有哭泣，沒有絲毫退縮之意。漫漫的長夜裡，只是安安靜靜讓我陪著，努力穩定自己。身為一名母親的堅韌至此已展露無遺。

然後，在大家都精疲力竭之時，我牽起了怡君的手，邀請她和家人共同感謝上天讓生命降臨。我們在幽幽燈光下，一面感受旁人手心的溫度，一面輕聲唱著：「世上只有媽媽好，有媽的孩子像個寶，投進媽媽的懷抱，幸福享不了。」

約翰福音16：21「婦女生產的時候就憂愁，因為她的時候到了；既生了孩子，就不再記念那苦楚，因為歡喜這世上生了一個人。」

＊　＊　＊　　＊　＊　＊　　＊　＊　＊

畫面首先是一片星辰，伴隨著噗通噗通的心跳，接著在光亮之中鏡頭帶到了充滿血管的胎盤，一名初生嬰兒晃動著手，搭配父親真摯的旁白，敘述著女人是如何出於自願成為母親，而孩子的靈魂是如何就這麼開始一段新的旅程……

這支在網路上掀起一陣不小騷動的影片，出自於我的產家。面貌清秀的雅惠是其中的主角，而影片討論的主題便是雅惠所經歷的，經產婦臀位居家生產。

懷著臀位的胎兒，沒有進醫院剖腹，居然還在家生產？這可能是許多人的第一反應。

我想澄清的是，現今各大研究早已指出[1]，臀位的胎兒仍然是可以自然生產的。然而在當今社會氛圍下，只要發現寶寶胎位不正，許多醫師都會建議剖腹處理。

雅惠卻不這麼想。

在諮詢過我的意見後，她堅毅地做出了「居家生產」的決定。在這不短的數月孕期裡，她經歷了多少勸說、指責、撻伐，我不得而知，但可以想像的是，與主流背道而馳該是多麼辛苦且艱難，那彷彿是在車站的擁擠喧囂中，逆向著從人潮洪流的細縫中穿梭而過，一面走，一面接受人群裡間歇的不耐目光和不時發生的肩頭撞擊。

1 《助產雜誌》第五十八期，第十一屆正常待產與分娩國際大會參會報告 p.8

但是，懷著一顆堅韌的心挑戰世俗的眼光，選擇自己想走的道路，就是雅惠身為母親的意志。

那一天，在雅惠濕淋淋地從生產池水中起身後，她開始感受到劇烈的陣痛。「集中注意力。我們大家和妳一起，受不了的時候就「哞（OM）[2]出來。」在雅惠陣痛前我就已這麼對她說，希望我與家人的在場能讓她產生更大的力量。不多久後，在丈夫、孩子、妹妹和寵物的陪伴下，在一聲聲汗涔涔的呻吟中，那初生的嬰兒輕輕滑出了母親的產道。

那是非常珍貴的一幕。尚未破裂的羊水袋包覆著寶寶，像是未拆封的透明禮盒。寶寶的肛門因受到母親產道的擠壓而掉出濃黑胎便，我們首先見到羊水袋內那小又圓的胎便，接著才是屁股、軀幹、肩膀和頭。

2 最近許多文獻稱此方法為「生理性第二產程的處理狀態（Physiologic second stage management stlye）」，採緩慢開聲門用力的方式：乃是鼓勵待產婦在不自主想往下用力時，始做短時間的用力，且用力時可以吐氣，允許待產婦在用力時發出聲音。

上天將祂賜下的禮物全給包在禮物袋裡了。雅惠從我手中接過她的孩子，滿心歡喜，和丈夫相視而笑。

* * * * * * * * *

助產這麼多年來，母親意志的堅韌程度總是我評估其是否適合居家生產的首要指標，因為夠堅定的母親，才能在相信自己的前提下度過艱辛的生產旅程。而胎兒呈縱位臀產式又敢選擇居家生產的媽媽是多麼稀少，雅惠的強烈意志可見一斑。

為了推廣居家順勢生產，雅惠在網路上公開自己的生產過程，讓更多大眾了解這樣一個不同的「生產選擇」。影片的最後，雅惠抱著孩子，對著鏡頭表達了看法。她說，當女人相信自己的身體、相信懷孕生子的能力時，才會發現自己具有多大的力量；才會發現，原來，「所有事情都可以做得到」。

擁抱之肆——沒有怨懟的等候與愛

高齡絕非生育的阻礙，亦非居家生產的限制。

筱萍來找我那天，滿面愁容：「我找不到願意為我接生的助產師。」她說。

那是個一如往常的溫暖冬日，冬天像是遺忘了花蓮這座城市，日照逼人，光線從木格子窗外細細灑下，灑向眉清目秀的筱萍。細談之下才知道，原來除了高齡初產婦的身分外，她還是個以試管嬰兒技術受孕成功的準媽媽。這麼辛苦懷上的孩子，大意不得，我不敢為妳接生。其他的助產師如是說。

我一聽後大感不解，二話不說立刻答應為她接生——不不不，完全不是大家所想的這樣！

生產絕不夢幻，不論是選擇醫院或居家生產；助產師一行也絕不唯美，這可是個需要極度理性的工作。我首先評估了筱萍的生理和精神、情緒及家屬情境等狀況，確認產檢報告、胎兒位置和各項指標，以及住家與醫院的距離。在判斷她的情況符合居家生產的條件時，我才答應為她助產。

對我而言，試管嬰兒技術受孕僅代表了受孕的方式，和適合居家生產與否毫無關係。影響居家生產安不安全的因素，是孕產婦的身心狀態、胎兒的成長情形，和外在的環境……等。在什麼情境下懷孕都不打緊，只要狀況符合居家生產的條件，我就願意接生。我從來也不覺得居家生產的危險性高於醫院生產，自然也不會認為「好不容易懷孕的話不要在家生比較好。」因為，「生命會自己找到出路」。

那麼另一方面，高齡產婦是否意味著高危險產婦？依據教科書所定義，產前高危險妊娠評估包括生產時年齡大於等於三十五歲或小於等於十五歲。以生理學的角度觀之，超過三十五歲的婦女，身體已漸開始衰老，是需多加注意的。不過，只要身心狀況、檢查報告符合居家生產條件，在多加注意與評估之下，高齡產婦仍可選擇居家生產[1]。

時間回到筱萍生產的那天，她正流著汗與猛烈的陣痛掙扎，半側躺在榻臥上，與我唸著生產計畫書穩定心緒。那時是早上的八點半，六十分鐘前，她的子宮頸口已打開七公分了。在這難熬的一小時裡，我讓她沖了澡，緩和身心，也為她檢測了胎音確認寶寶的情況。

電話不斷響起，是筱萍的醫師爸爸，他在不認同女兒的生產選擇下，不停按著號碼鍵來表達對女兒的愛與關心。同樣在醫界服務，筱萍的媽媽則早就在一旁陪伴著女兒。

為了舒緩筱萍的緊繃感，我為她溫灸、按摩穴道、鼓勵她使用生產球。

藍色生產球在客廳中央顯得醒目，筱萍這會兒已自房間走出，輕移步伐坐上生產球，輕輕晃動。她的雙頰因疼痛略帶潮紅，眼神迷濛似在以揣想腹中胎兒模樣的方式移轉注意力。

1 當今台灣生產的婦女，普遍高齡，這也是為何我大力倡議助產人員應爭取在醫療體系及衛生單位編制的重要性。

生產球具有多重功能，其能稍稍緩解產婦的痛楚，亦能在輕緩移動的同時讓胎兒自行調整，轉到最適合的位置，促進產程進展。

「我相信妳，妳一定做得到。」我對筱萍說。時間緩慢移動，我們又回到房間，等待再等待。臨生產之際，我用堅定溫和的語氣鼓勵著筱萍。她也支撐著疲憊身軀，溫柔鼓勵著胎兒：寶貝，加油，我們可以的！沒有捶打丈夫，沒有哭天搶地，只是耐著痛，不停和胎兒對話。

如同我先前所述，高齡產婦並非良好的「居家生產合適與否」之判斷指標。像筱萍痛得如此久，卻不若其心智成熟的「年輕產婦」大有人在；換個角度想，有時因「高齡」而越臻成熟的心智反而更能達成「順產」的目標——就像筱萍——在耐痛的同時一點怨懟也沒有，反倒是不斷表達對胎兒的「愛」。但是當然，並非所有高齡產婦都有這麼健壯成熟的心智，也有因自己的「高齡」而更感焦慮的產婦。每個人的狀態皆不同，皆獨一無二。這正是我所謂的，高齡並非居家生產合適與否的有效評斷指標。

經歷了那麼辛苦的懷胎過程，在最後一刻還需忍受生產的痛楚，筱萍始終以成熟的姿態面對。當天早上七點半，子宮頸口已開了七公分，然直至中午十二點半，寶寶才露臉和爸媽見面。痛了那麼久，原本擔心筱萍支撐不下去的我，連氧氣都準備好了。

整個過程中，筱萍不時呼喚腹中的胎兒與之對話，話語中充滿即將見面的期待與喜悅。看著抱在懷裡的寶寶，筱萍不斷重複著「媽媽好愛妳」的話語。

望著她汗水未乾的臉龐與其一家三口相見歡的溫馨畫面，我忍不住默默在心裡讚道：辛苦了，妳真的做到了。

＊　＊　＊　＊　＊　＊　＊　＊　＊

在婦女生產年齡不斷延宕的今日，我接生到的高齡產婦日益增加[2]。其實，高齡產婦令

2 中華民國一〇五年出生通報統計年報：按產婦年齡分——二十九歲前生產占 33.05 %；三十至三十四歲生產占 39.77 %；三十五至三十九歲生產占 23.31 %；四十歲以上生產占 3.86 %。

人擔心的隱憂，就是逐漸弱化的生理機能。包覆於年齡表面之下的，是身體狀況與體力好壞；然而多數能受孕成功並安然度過危險期的孕婦，大體上都顯示了身體足以負荷懷孕的辛苦。身體，本身就是一具巨大的篩選器。因此，只要在孕期內好好照顧自己和胎兒，保持足夠的休息和體力，高齡絕非生育的阻礙，亦非居家生產的限制。

還有些情況，是產婦在生一胎時並非高齡，隨著時間的推進，到了二胎時成了高齡產婦。例如同樣是高齡產婦的雅惠，因為還有一個孩子，生產前仍不能缺席「母親」的角色，在陣痛襲來時和孩子雙雙躺在床上，耐著疼，一手環繞孩子，一手輕撫孩子前額的髮，直到孩子睡去。一面準備生產，一面照顧孩子，是這些高齡產婦所需承擔的生命重量。但說到底，那是身為經產婦得面對的處境，和是否為高齡產婦一點關係也無。

而像巧欣這樣具有主見的高齡產婦，倒還真令我哭笑不得。

那年春天，孕期週數達四十二週、且超音波顯示胎兒超過四千公克的巧欣仍未現產兆，在我催促下又勉強又無奈進醫院產檢的她，已被醫師建議剖腹生產。

「對於醫師給我們的建議，妳覺得呢？」走出醫院後，我試探性問道。巧欣的孕期將要超過四十二週，前兩胎重達三千五百、三千八百公克（且這一胎還會更大），我真不想為她接生了。帶著她上醫院，就是希望她對居家生產的懷想死心。

但是，高大的巧欣挺著肚子，笑嘻嘻地，也不正面回答，她說：「最近天氣比較冷呢，我的稻子都比較慢熟。」一臉淡定。

如此毫無章法的比喻，還真只有巧欣想得出來。現在換我無奈了，看著巧欣的側臉，我決定撇開「超過預產期兩週」的恐嚇，換個角度說服她：「寶寶真的很大呢，妳去醫院生啦！」

她聳聳肩不回應，自顧自往前走。

我和巧欣是有交情的。為她接生過兩胎的我，早已了解她的性格，深知她不願剖腹的心情。好吧，我心想，只好先擺著了，過幾天再和妳聊聊。那時的我萬萬沒料到，上天不再給我們「過幾天」的彈性了。三天後，巧欣在家中產下她的第四名孩子。我趕至她家為她接生，產程順利，接下一個四千二百公克的大寶寶。

我看著手中的嬰兒，嘆著氣笑了，想著你媽可沒因「升格」為「高齡產婦」，就放棄對居家生產、對你的堅持啊。

不久後，我收到了巧欣寄來的卡片，內頁工工整整地寫著：「生產時有妳，真的很好。」

發現了嗎？身為助產師，我和產婦的連結絕不可能僅止於生產的那刻。在某些非常狀況，陪伴產婦上醫院、聆聽產婦的不安焦慮、對產後的各種不適給予建議，都是我必須協助的部分。畢竟，如此靠近生命的工作，是很難清晰劃分出「上下班」的時刻表的。還有些時候，產婦們對居家生產的堅持，也讓我難為，究竟該不該為這些產婦們接生？她們的狀況已進入「適不適合居家生產」的模糊地帶了；但若我拒絕接生，她們硬是待在家中生產而不去醫院該怎麼辦？關於這些，又是另一個故事了。

擁抱之伍——我也與你同在

「沒關係，我等妳。我的寶寶也會等妳。」

創世記28：15「我也與你同在……總不離棄你，直到我成全了向你所應許的。」

見到亞薇時，我著實嚇了一跳。蒼白的四肢、毫無血色的臉。她虛弱地望向我，無語中擠出一抹慘淡的笑，彷彿在說：我終於等到妳了。

我皺起眉頭，急急忙忙走向她，拿妥用具開始檢查其狀況。嗯，還好，脈搏穩定、血壓正常，除了那身像是撲上麵粉受過漂白的膚色，尚無大礙。

吁了一口氣，抹去額上的汗水，我繼續探頭查看亞薇的私處。而這一看便發現，孩子要出生了。她的外陰部因胎頭的下降已相當膨大，亞薇扭曲的表情亦清楚表明陣痛已十分頻繁。

戴上手套，我已準備好為亞薇接生，看著她仍舊慘白的雙頰，我要她深呼吸、再深呼吸，吹長氣放鬆肚臍以下肌肉，並將意志力集中在腹內的寶寶身上。她依言而行，在疼痛中試圖緩和自己的緊繃情緒和全身肌肉，正當亞薇瞇起眼，努力想著寶寶時，子宮頸口一下子全開了，在我的協助下，嬰兒的頭就這麼輕輕滑出了產道。

一瞬間，孩子平安地到來了。午後一時二十五分，一名健康的男嬰降生，距我到達亞薇的家中，不過半小時的光景。

* * *　* * *　* * *

其實，對於該不該為亞薇接生，我一直都很猶豫。身高僅一百四十五公分的她，不只瘦小，更患有貧血，血色素[1]低！萬一生產之時出什麼差錯，誰能負責？就是因為低血色素，亞薇在醫院生第一個孩子時不但手腳冰冷，還隨著陣痛的增強而漸失感知，最後在毫無意識下生出寶寶。根本不知道自己是怎麼生下這個孩子的！是她對當時情境的形容。因著這段記憶，她非常害怕再去醫院生孩子。

我覺得醫院好冷、好冷。她說，無辜中帶著委屈。

我實在不知如何是好，亞薇不願在醫院生產，但我對為亞薇接生，亦沒有百分百的把握。

從醫學上來說，血色素偏低的產婦在生產時確實有機會發生意識喪失的情況，這是由於陣痛時，血液大多流至子宮，好讓子宮有足夠力量推擠寶寶出生。因此，血色素若不足，就有可能造成腦部血液過少，進而失去意識。想當然爾，在生產時失去意識將會多麼危險！此外，可想而知，血色素不足的產婦也會特別怕冷，如同亞薇般，害怕醫院，害怕強力的

1 血色素存在於紅血球中，其主要有吸附及釋放氧氣與大部分二氧化碳的功能，維持生命現象。嚴重貧血會影響子宮收縮動力，產程加長；生產難免會出血，到分娩時貧血的情況會加重，亦會出現耐受力不佳的現象。

空調。

這麼說來，面對亞薇的狀況，不幫忙，行嗎？

「亞薇血色素偏低，我怕由我接生風險太高；但她又極害怕在醫院生產。」我對亞薇的產檢醫師說。拿不定主意的我，轉而向醫院系統尋求協助和討論。

得知亞薇就住在醫院對街，醫師答道：「沒關係，妳接！有什麼事趕緊送過來就好。」

有了醫師的背書，我感到放心不少，就這樣答應了亞薇的請託。

亞薇生產當日，我正在他市接生，剛接完一個新降生的寶寶，就接到亞薇的訊息：「老師，我肚子痛了。」已生至第二胎的她，很快地判斷了自己即將生產。

「我人在外縣市，妳去醫院生好嗎？」我回答，要她進行我們的 **Plan B**。由於我們無法精準控制生產的時辰，助產師有時難免分不開身。當趕不及接生的狀況發生時，助產師便會和產婦協調進行其他計畫。因此，在產前設計 Plan A、B、C，是所有選擇居家生產的產家必做的事前規劃。

「沒關係，我等妳。我的寶寶也會等妳。」亞薇斬釘截鐵地表示。

無法說服亞薇，憂心她獨自在家生產的我只好火速收拾行裝趕搭火車，在隆隆車聲與陣陣陽光的陪伴下，前往亞薇的城市。抵達亞薇住處時，已經是下午一點了。

就是在那時，我見到了渾身白得幾近透明的亞薇，和她嘴角掛起的勉強的笑。我皺了眉頭走向她，深怕再拖下去，陽光就要穿透那副身軀。

接下來的故事，大家都知道了。

幸好趕上了亞薇的生產，否則看她一副疲弱虛脫的模樣，要怎麼在丈夫陪伴下自個兒生孩子啊？我心裡那麼想著。

看著亞薇懷抱著她的第二個寶寶，合不攏嘴地逗弄著、安撫著，綻放出為人母的驕傲和喜悅，真是為她感到開心極了。接收到我的目光，亞薇抬起頭看了看我，笑了。

這次的笑，飽滿富足，溫暖紮實，充盈著愛。

*　*　*　*　*　*　*　*

前述案例中，亞薇在生產時雖狀態不佳，仍憑著自身的意志力等到我，並在我的陪伴與指導下，生下孩子，完成了居家生產的心願。事實上，母體狀態差於一般人時，不論是選擇醫院生產或居家生產，都需格外謹慎小心。不諱言的，家裡設備不如醫院，有著各式醫療器材及藥物，能隨時應付突如其來的意外。是以，若產家決定居家生產，便得和產檢醫師（或信任的醫師）聯繫得更為緊密。如同亞薇，我就是在獲得婦產科醫師的支持下，才敢踏入亞薇的家門，擔任她的助產師。

另外一些時候，是孕期間的檢查評估皆正常，生產當下卻遇上了母體欠安的意料外狀況。通常這種情形發生時，多得緊急送醫處理。這就是為何產家距醫院的遠近，成為能否居家生產的一項重要指標。

我遇過產程進行中發燒必須送醫的產婦，也遇過產程活動期間因頻繁陣痛忽然身體僵硬、失去意識、癲癇發作，得立即叫救護車的產婦（事後輾轉由產婦母親口中才得知其小時發作過癲癇）。遇到這些狀況時，即便我內心也著急不已，仍需保持冷靜，採取最有效的緊急處理方式，趕緊送醫、趕緊向醫師說明情況。

「母體既然如此難以預測，為何還要選擇『居家生產』？」這或許是很多人的不解之處。那是因為，台灣至今仍無完整規範將助產制度納入醫療體制內，追求自主生產的產婦無法在醫院內覓得所欲，便只好尋求助產師至家中協助生產。此時為讓生產風險降至最低，送醫，便需是備案計畫中的一部分；和醫療體系保持緊密聯繫，是相當重要且必要的。

回頭說來，若於孕期內就知母體欠安卻還是希望選擇居家生產，便更得時時注意情況；藉由均衡的飲食、適度的運動、愉快的心情等調整身體狀態，讓生產時能保持最好的體力。

只要多加注意、配套完整，居家生產依然可以是欠安母體的選項之一。就像亞薇，過低的血色素讓她在生產時格外辛苦，需要更堅定的意志支撐自己；可是，由於我們事前的充分溝通與準備，她還是待在溫暖的家中，有意識地將孩子帶到這世界，順利且無礙。

後來，亞薇又懷了第三胎，仍找我接生。這次她十分努力靠著飲食、運動及醫護專業想方設法提高自身的血色素，讓其維持在正常範圍，教我與其家人都更加放心。不但降低了生產的風險，更為胎兒創造了更安全的母體環境。當然，第三個孩子，同樣也是個可愛的娃娃。

見到亞薇健康的笑顏，我心中百感交集。遇到這麼拼命的母親，我又怎能拒絕給出協助與支持呢？

家的力量

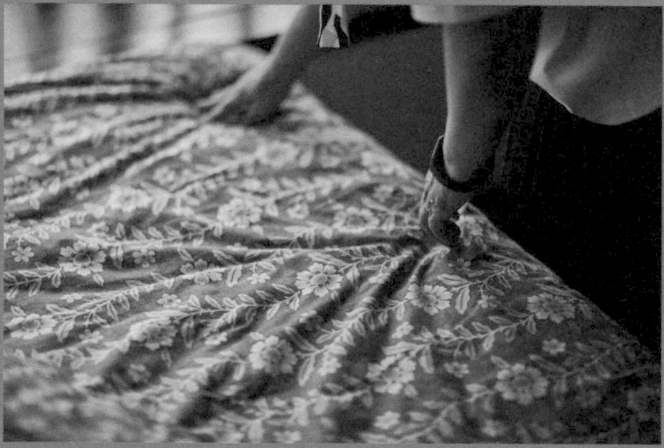

擁抱之陸——真正的笑容

講理並非我的分內職責，陪伴，才是我的真正工作。

那室內一片幽暗，幾乎見不到一點光。我眨了眨眼，試著適應這樣的黑暗，像原野的夜一般濃沈沈的黑暗。過了好半晌，我才看見那個男人坐在沙發上。他雙手交叉於胸前，偏頭看了我，開口就射出一陣寒氣：「孩子生了。我已經叫救護車了。」

沒開燈的客廳，看不清他的臉，但我相信方才的那一眼，肯定是一記瞪視。才剛踏入門口，就得承受一股沒來由的惡意，我大感不適，也冷冷地答道：「那你在這等著，救護車到時，請救護員樓下待命，我上樓去生胎盤，生完再告訴你。」

踩著微慍的步伐爬至二樓，耳邊傳來的嬰兒啼哭益發洪亮，一進房門，只見念慈躺在床上，面色蒼白，一臉落寞。我第一次見到生完孩子的母親是那麼悲傷的模樣，方才的不悅早已消失殆盡。看著站在一旁有些不知所措的妹妹和媽媽，趕忙出言鼓勵，「妳們做得很好。」我說。接著我轉過頭，又誇讚了念慈幾句——完成這麼一個艱鉅的任務，不容易啊！（她生產的過程中，趕在路上的我一直藉由手機與之聯繫、進行指導）接著我打開接生工具箱拿起剪刀，小心翼翼剪了臍帶，再從容生了胎盤。為嬰兒做了簡單的檢查後，正式宣布一名新生兒的誕生。而念慈的丈夫，自始至終沒有見到人影。

見著孱弱的憂鬱的念慈的臉龐，我心想，實在不能再這樣下去了，難道他夫妻倆要這麼冷戰下去嗎——為了在哪生孩子吵得如此激烈。

「妳若真要在家生小孩，我就和妳離婚。」

「你若不讓我在家生小孩，我就和你離婚。」

這樣血淋淋如電影畫面的爭吵場景，曾真實地上映在念慈的家中。每一次的會面或產檢，念慈的丈夫都在助產所的附近等候，堅持不肯進來。我甚至還接過其公公的電話，要我別為念慈接生。

然而，不論爭吵的過程與結果，孩子都出生了，不是嗎？不論夫妻間的意見如何分歧，終究是一家人，不是嗎？望向彷彿眨個眼淚珠就會隨時滑落的念慈，我做了一個決定。

抱起初生的嬰兒，我下了樓，先是回報了119救護員母子平安，向其表達謝意並說明我會留下觀察產婦與新生兒，接著我走向念慈的丈夫。

念慈的丈夫仍坐在黑暗裡，獨自沈浸在氣憤的情緒中——對於妻子不顧反對、不顧「安全」的居家生產選擇，甚感不諒解。

我走向他，將那個乍到世上的孩子擺在他眼前，輕聲道：「這是你的孩子，看看他、抱抱他吧！」

他沒有伸出手，只是轉了眼神，刻意不讓目光落在孩子身上。然後他又看向我，像想起什麼似的，開始抱怨起他的妻子。從胡亂決定要居家生產開始，說到夫妻間相處的種種磨擦。我感到哭笑不得，一瞬間我恍若卸下助產師的身分，坐在「諮商室」中，化身為諮商心理師或臨床心理師角色，聆聽這男人的心事。

「至少她把孩子照顧得很好啊。」我指的是他們的第一個孩子。為了緩和丈夫的憤怒，我趕緊讓他想想妻子的好。

「哪有！」他回嘴道：「她說要出去上班。」

這麼固執的男人哪！我嘆了口氣，再次把焦點移回他倆「愛的結晶」身上：「不論如何，孩子都生下了，且母子均安。」我一面說著，一面直視這位丈夫的雙眼，「希望你能看看你的孩子、你的太太。」

我不願強調產婦的辛苦和委屈來加深夫妻間的對立。此時此刻劍拔弩張指責對錯，一點意義也沒有。眼前最急迫的事，該是讓這名剛加入小家庭的新成員，好好享受親人的愛。

念慈的丈夫回望我，臉部線條開始柔和起來，遲疑了一會，終於伸出手接過孩子。他看著那麼小又那麼具生命力的孩子，終於，露出了父親的溫柔。

方才我在下樓前，就已對念慈耳提面命：「妳老公若是上樓來，妳一定要謝謝他，別和他吵架。」

而後，當念慈的丈夫卸下刺蝟的武裝，張開腳步走上樓探視念慈時，我見到念慈揚起眉亮起眼，首度展現了產後的神采。在丈夫加入的大合照中，念慈張開了真正的笑容，比起剛生產完所照的那張照片，實有天壤之別。

一家和樂，該是多麼好的美事啊。

馬太福音18：19「有兩個人在地上同心合意地求什麼事，我在天上的父必為他們成全。」

在助產行業打滾大半輩子，我深知居家生產的非主流性，也經歷過不少家人之間為了「在哪生孩子」而意見不合、吵鬧不愉快。通常的情況皆是：產婦欲選擇居家生產，但家人卻強烈反對——如同念慈和念慈的丈夫。

在這樣的情況下，究竟該不該協助產婦生產？是我不斷面對的兩難處境。通常在孕期內，我會要孕產婦與家人好好協調，在建立起整個家庭對居家生產的共識後才續談生產的其他細節（設若家人願意來到助產所，我亦會盡我所能，理性地讓其理解何為居家生產，居家生產的優缺點又是什麼）。

如果努力後仍無法取得長輩的理解，最起碼夫妻要同心。然若連夫妻都無法同心，我會建議產婦——就到醫院生吧。

生產的準備及當下所要付出的心力已經太多，還要加上家人之間細碎的紛爭，實在太辛苦，對孩子亦不見得是好。然而，也就是這個「然而」，絕大多數來向我敲門的準媽媽們，都非常堅信居家生產的重要性。

「如果妳不幫我生，那我就自己在家生！」她們會這麼對我說。

那麼巧妙的語帶笑意的威脅，加上我需遵守的「助產人員不得無故拒絕或延遲接生」的行規，我只好盡力滿足產婦的需求，並在能力所及之處，盡量讓事情圓滿進行，圓滿結束。

是以，承受這些家人的不滿，成為我不時會遇到的產家風暴。比如，當我為念慈接生時，念慈的丈夫便忍不住將怒氣往我身上出；又比如，另一產婦的婆婆指著我的鼻子劈頭罵道：「就是因為有妳給她（倚）靠，她才敢這樣！」

初入行時被如此對待，各種情緒自然湧上心頭，委屈、難過、憤怒……明明是產婦的決定，卻要究責於我——更何況，在尚未了解居家生產的種種細節就否定了這樣的生產方式，難道不會太過草率？

但日子久了，我發現，家中成員鬧彆扭已夠不利生產了，若我也因受牽扯而跟著加入戰場，豈不像在傷口撒鹽，讓僵局更趨惡化？

「暫停五秒鐘，深吸一口氣。」是我後來領悟到的妙方。

講理並非我的分內職責，陪伴，才是我的真正工作。當我讓自己冷靜下來，溫和堅定地表達立場時，多數家屬都能理解，進而放下與我的對立，放下對我的恨意，甚至放下對產婦的怒氣。

此時，家人間意見不一致的問題也許依然無法解決，但情緒的外殼被剝開了，赤裸的心意便隱約露出了——畢竟，潛藏在爭吵底下的原因，不就是愛嗎？反對居家生產，不就是因為擔心害怕這個選擇不夠安全嗎？擔心產婦和寶寶的安危，不就是因為在乎嗎？當熊熊怒火燃燒著念慈的丈夫，不就是因為妻子無視「他認為的危險」，硬要在家將孩子生下（即便許多研究已證實只要準備充足，居家生產的風險並不會高於醫院生產）？只是回頭想想，以傷害感情的形式展現關心，收到的便是反效果而已。

說到底，分歧的意見中難以區別對錯，解決事情之道亦非僅有一種，但，無論最終怎麼處理，都別忘了那些不滿背後，對彼此的關懷和愛。

當武裝卸下時，心就柔軟了；當感到受重視時，微笑就漾開了；好像海水退潮後，沙灘上的點點貝殼，在日照下閃耀的晶亮光芒。

擁抱之柒——一同經歷生命誕生

讓年長的孩子共同見證生命的誕生……這就是最真實的生命教育。

「出來了！」

「加油、加油、加油！」

「好可愛喔！」

「好可愛的寶寶喔！」

這對姊妹趴在媽媽身後，不斷對她們的小妹妹說話，她們望著脹大的肛門及陰道口，一面說，一面捧著雙手在媽媽的臀部邊，等著接下妹妹。

一下子見到女嬰的頭顱，我將戴著消毒手套的手伸過去，輕輕接住那初生的寶寶，對姊妹倆說：「來！明秀奶奶弄。」隨後鬆開繞著頸部的臍帶。很快的，寶寶離開母體，哭聲劃過客廳，她小小的手在媽媽臀部上印下血痕，紅中帶青紫的身軀扭動著，充滿生命力。兩個姐姐輪流剪下臍帶，於是，這位活力十足的寶寶正式和媽媽分開。

因為過於專注處理那寶寶，我在事後才從當時爸爸的攝影紀錄中見到她的兩個小姊姊在一旁望著她的眼神——那寧靜肅穆中帶點訝異驚喜的眼神。姊姊們一動也不動的看著小妹妹，全身只剩眼神的流轉，宛若世界上只有彼此。

多麼動人的一刻。

簡單清潔過寶寶，將她放進布包中測量體重後，我讓寶寶躺在平台上，享受姊姊的撫觸。接著一位姊姊拿起紗布，開始為妹妹擦拭身軀，塗上甜杏仁油。她溫柔、緩慢而仔細地擦著，全心又帶點稚氣地將雙手沾滿甜杏仁油的愛揉進妹妹的體內，給了妹妹降生後的第一道力量。

* * * * * * * * *

為了讓小姊姊們共同參與生產，我們其實已準備了好久。當千華對我說希望能讓兩個孩子一起協助居家生產時，我便開始為她們規劃了一系列的課程，包括生產機轉的了解、生產流程的認識和操作……等，千華與她的丈夫還帶著孩子來到助產所上了六次課。

除了播放生產影片外，我也以模型示範胎兒是如何在母體內獲得養分，生產時新生兒、臍帶與胎盤是如何娩出，並具體說明迎接寶寶的步驟和注意事項為何，及姊姊在其中所該扮演的角色。

「記得在媽媽生寶寶之前，要將手洗淨、擦乾。」

「娃娃要用捧的，不能拉扯喔。」

「娃娃生出來後，我們要這樣輕輕擦拭。」我拿著毛巾，一面教，一面做，姊姊們也跟著我，提起小手作勢擦著眼前的模型。

就這樣，我們來來回回拿著嬰兒模型和玩偶做了數次的模擬接生練習，直到她們覺得熟悉。所以，八歲和十歲的兩位姊姊在生產時能成為我的得力小助手而不感驚嚇，除了因年紀夠長外，另一方面也是我們準備充足的緣故。

由於有足夠的心理準備，整段產程中，姊妹們始終以成熟的姿態迎接妹妹的到來。對媽媽生產前的捧腹呻吟釋出關懷、在妹妹出世前的一刻保持穩定、將妹妹出生後的瑣事視為己任，她們不吵也不鬧地，成為媽媽最好的陪伴。

曾有產家敘述，居家生產就像自助旅行，可以自個兒安排所有行程，以及到達目的地的方式——而讓年長的孩子共同見證生命的誕生，幾乎是許多產婦不約而同的加碼行程。對她們而言，這就是最真實的生命教育。因此，有時媽媽再次選擇居家生產的主因，便是想要讓孩子能參與這段有些緊張、有些疼痛，但又充滿喜悅期待的歷程。

爸爸的鏡頭下，千華的兩位女兒和媽媽肩並肩躺下，一同微笑著望著甫降臨的小天使，那畫面勝過所有的千言萬語。

* * * * * * * * *

對孩子來說，參與生產是全新的體驗，事前準備是非常重要的。告知親人孩子即將參與產程、向孩子展示模型、播放生產影片等，都能讓孩子更加了解完整的生產過程，並一定程度地避免孩子在毫無心理準備下見到面目猙獰、扭曲不堪的媽媽而失措大哭的情況。

但生命從來不會完美，我們亦難控制在「生產」這樣極佳的生命教育現場內，會發生些什麼。有時，即使事前做了「產前教育」，孩子仍可能因太過年幼而驚嚇哭泣；還有些時候，是根本來不及告訴孩子，臨盆的時間就到了。

比如名怡。

名怡一直期待著孩子能陪伴自己生產，卻沒來得及在產前給孩子一些心理預備。因為直到生產前的那一刻，才決定再次選擇居家生產。其實，第一胎出血量大的她，在第二次的孕期內一直猶豫著，是否該聽家人意見，到醫院生算了，但希望孩子參與生產的想望及居家生產的舒適經驗，最終戰勝了醫院生產的選項。所以，恰巧行程表內沒有其他待產產婦的我，便臨時被找過去助產了。

名怡表示，想讓兒子參與生產，讓他知道自己是怎麼和媽媽一起合作，來到這個世界的。因此，臨生產之際，她要家人叫醒孩子，抱下樓一起迎接新生命的到來。

於是，睡眼惺忪的孩子就在意識模糊的當下，參與了媽媽的生產。

毫無疑問的，驚嚇與大哭成了必然的反應。

看到媽媽疼痛難當、滿臉汗水又無法擁他入懷，名怡的兒子扯開喉嚨放聲哭泣——媽媽怎麼了？生孩子怎麼會這麼可怕？

此刻的名怡早已無暇顧及兒子的心情，只能讓其他家人抱著他，輕拍著他，安慰著他。名怡的媽媽為此十分不諒解，她早就覺得讓孩子目睹母親艱辛地生孩子過於殘忍，更何況還是個自睡夢中被叫醒的孩子。

然而，我永遠記得這名剛足兩歲的小哥哥乍見寶寶蹦出時雙眼的驚詫，及驚詫之後的驚喜。

他張著發亮的眼神，不自覺地伸出雙手，想撫摸他初見的手足。在初臨的生命面前，眼淚早已不知何時自然地止住了。留下的只剩新鮮、好奇，以及有點神妙的感覺。「哥哥真勇敢，表現得真棒！」我忍不住拍拍小哥哥的頭，笑著對他說。

回想起來，這段過程究竟能帶給小哥哥多深的體會，我不得而知，但肯定是一次難忘的回憶吧。雖然終究沒來得及趕上一場產前說明，但，生命本身帶給孩子的巨大震撼，也算是沒浪費媽媽想要孩子「一同經歷生命誕生」的美意了。

* * * * * *

「看看媽媽是如何生孩子」，是許多希望孩子參與分娩過程的母親之內心想法。她們認為孩子在場觀看、協助生產，除了能模擬當初自己被生下的情況，感受生命的誕生外，亦可在第一次的會面中，開始與弟妹建立良好的手足關係。不僅如此，有些父母甚至會準備些小禮物送給大孩子，並告訴他們：這是寶寶送你的見面禮！

每每看到這些用心的父母，我都忍不住為他們喝采。我深深相信，這些孩子定能在充滿愛的環境下成長。看著小哥哥小姊姊伸手輕撫嬰兒的模樣，顫抖著、小心著、疼惜著，那可真是人世間最美的風景。

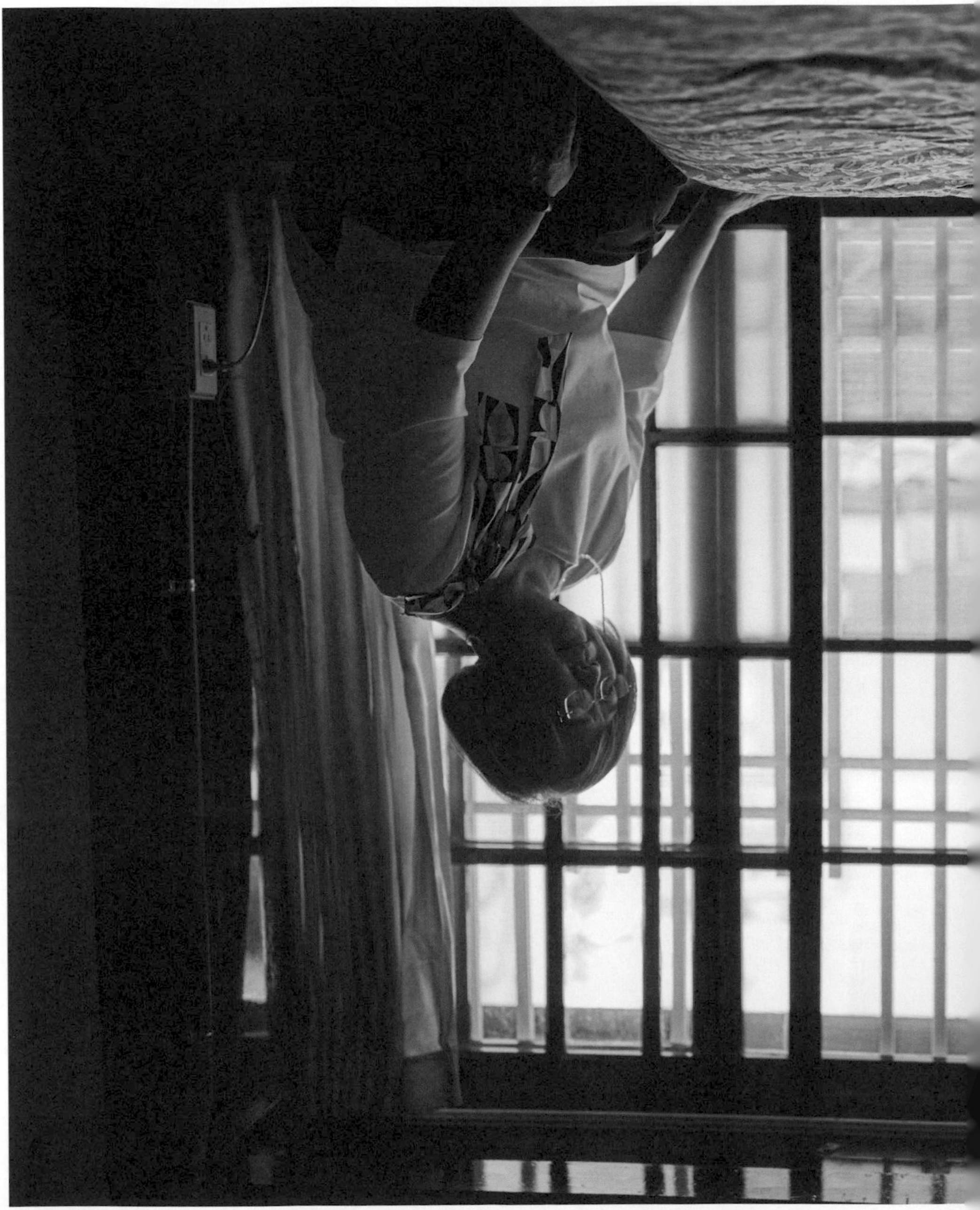

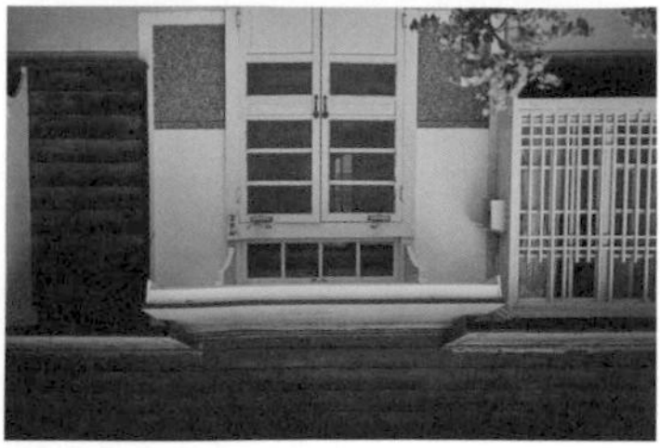

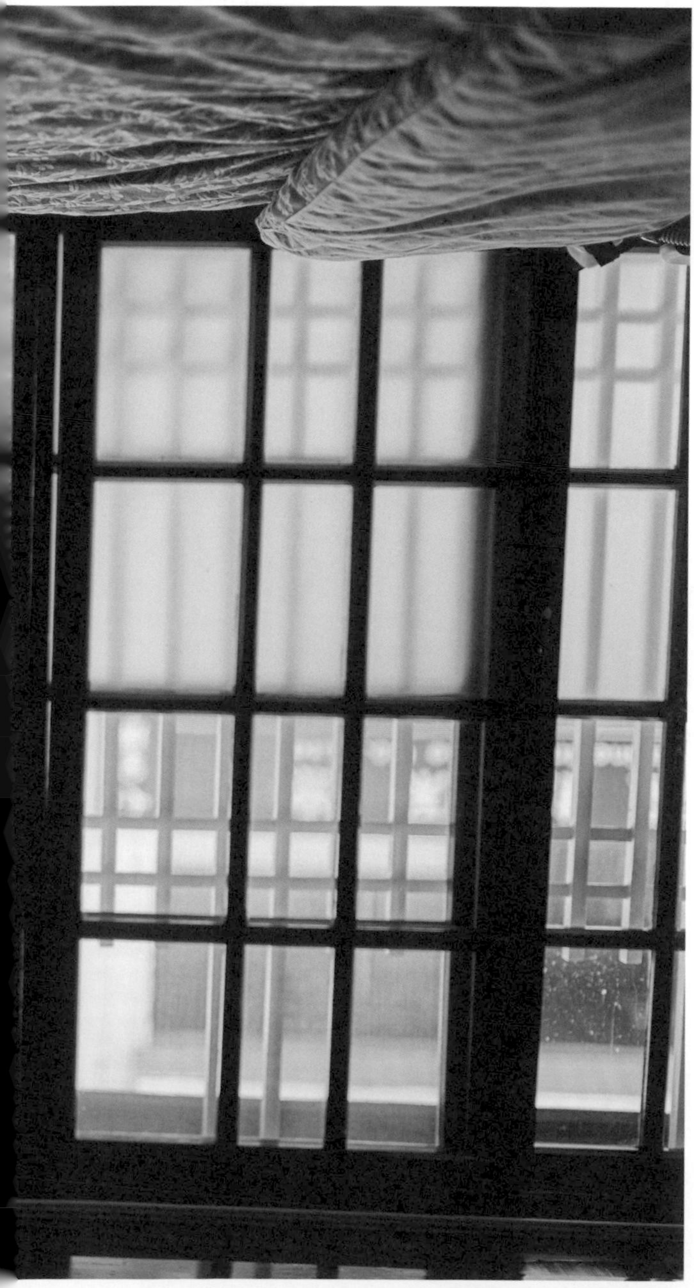

擁抱之捌——家人的力量

家庭所凝聚的向心力，讓孕育生命多了些喜悅，少了些辛苦……

自懷孕的那刻起，母親便是孩子唯一擁有的，與世界的聯繫。胎兒和母親共享喜怒哀樂，所有感受都與母親緊緊相連，母子的親密那麼真實，是旁人無法想像亦無法參與的。

然而即便如此，懷孕並非母親一人的事，分娩更不是。

身邊人的陪伴和鼓勵，是孕產婦保持健康樂觀的主因。所以，我總會在與產家的初次見面中，讓他們知道，家人的支持對孕產婦來說多麼不可或缺，對選擇居家生產的孕產婦來說，更是至關重要。

所有家人中，無庸置疑的，丈夫的支持最有力量。

在我的經驗裡，妻子大多是那個提出「居家生產要求」的「元兇」。近幾年來，選擇居家生產的婦女，多為自主有想法的女性，她們總是做足功課，對生產的進行有一番自我見解，也許是不想躺著生孩子，也許是不想被剪會陰，或者不想使用催生藥物。她們不願只受制於醫療體系，在生產上想扮演更主動的角色。

因為不跟隨主流，所以更需要家人的支持陪伴。

幸而，多數我遇上的產家，夫妻間的價值觀大都相當一致，對選擇居家生產早有共識。其中也有丈夫採取主動之姿，拍攝、製作、剪輯生產影片，為珍貴一刻留下紀錄。偶爾，丈夫即使不那麼支持妻子的決定，臨盆在即也會放下自身所有的堅持。

夫妻齊心時，其他家人的反對便容易協調得多。像是令我印象深刻的佳琪。

還記得那個假日，佳琪與丈夫、父母一身休閒地踏進助產所時，其父母一臉吃驚的模樣。他們張大眼睛、開著嘴，好似助產所是一座從沒逛過的大觀園。我不確定他們的吃驚是由於一場「花蓮好山好水之旅」忽然變成「生產方式遊說之旅」呢？或是過去對「產婆」的印象被所內的儀器、設備和裝潢給完全打翻？

他們望著我，眼裡寫滿千萬個問號，問號背後是深深的擔憂。這——跟以前一樣在家生小孩？會不會很危險？可以叫佳琪別這麼做嗎？

我氣定神閒地一笑，說道：「兩位請先坐，沈澱一下，想想您們的問題是什麼，我會就所知的一一回答。」倒了兩杯茶水，接著我又補充道：「別急，居家生產是要經過各項指標審慎評估的，您想在家生，還不一定符合資格呢！」

兩老感受到我的理性，似乎放鬆不少，將背輕靠在椅上，檢視自己的疑問。我們後來討論的結果，他二人對於「生產安全性」最為在意，我於是就著此點，向他們說明居家生產嚴謹的產前評估與產程時的風險預防。當胎兒過大、未足月、體重不夠、孕婦妊娠高血壓……

等情況發生時，產婦是不可在家分娩的；不僅如此，助產師除了會準備點滴、氧氣筒等必要設備外，確認產婦住所距醫院夠近，以及在生產過程中與醫師保持聯繫，都是標準程序。

當然，我也播放了實際的居家生產影片，供佳琪的父母觀賞，讓他們更認識這樣一個生產選擇。

好奇後來的結果嗎？後來，二老放心地笑著離開了。在「好山好水之旅」的最後，佳琪和丈夫成功讓父母理解了居家生產的細節，接納了這樣的一個生產方式。

* * * * * * * *

生活並不是童話故事，可想而知，並非所有反對居家生產的父母都能如佳琪的父母般，順利於產前解決自身的疑問而化解與產婦的矛盾。我遇過無法接受女兒選擇居家生產的父親，以頻繁的電話關心生產進度，獲得雙方平衡；也遇過在女兒產前一刻才得知其要居家生產而無比焦急的母親，在我的建議下飛奔前來探望。

這些父母，即使不贊成孩子的決定，仍以自己的方式給出關懷。至親的關懷多麼重要，能帶給產婦極大的力量！特別是當胎兒的父親不在身邊的時候，一如小菜。

小菜捧著便便大腹來找我時還一臉青澀，看起來就是個孩子，緊繃的眉顯露出不相襯的老成的憂愁，一問之下才知還在就學，與男友交往過程中不慎懷孕。不想墮胎，又不想和男友共度未來，在多方思考下毅然選擇了獨自生產。

說是「獨自生產」，卻也並非那麼「獨自」。生產那天，她的父母、兄長都在身邊，給予長時間的陪伴。我還記得小菜的陣痛來臨時她扭曲哭叫的臉龐，為舒緩她的不適，我要她深呼吸，並在家中四處走動。到了生產那刻，汗流滿身的她早已一絲不掛，試了幾個生產姿勢都不習慣，我後來建議小菜採「深蹲姿」（squat）以增加骨盆腔左右的直徑 0.9 到 1.9 公分，在較好出力的情況下同時利用地心引力來幫助分娩。

然而，這姿勢需要一雙強有力的手在背後抱著支撐著待產婦，讓待產婦在劇痛來襲時還有個倚靠，能繼續出力。平常，這工作理所當然地由丈夫擔任，但，對於丈夫缺席的小菜，只能選擇爸爸或哥哥來協助，畢竟媽媽實在太過瘦小。

以父兄的身分雙手環抱裸身的小棻，怎麼想都非常奇怪，可是在攸關生命的大事之前，所有的道德疑惑都得暫且擱置一邊。她選擇了哥哥做為後盾，讓哥哥由後方緊抱著她，二人一同協力，合作使小棻成功產下孩子。

那嬌小的嬰兒就這麼帶著驚天動地的哭聲出生了，看著氣喘吁吁但面露滿足的小棻，再看著眼神流轉在寶寶與妹妹之間的小棻的兄長，感到氣氛雖奇異卻溫暖。相信這段產程，定是兄妹倆畢生難忘的經驗吧。

家庭所凝聚的向心力，讓孕育生命多了些喜悅，少了些辛苦，家人間的理解、扶持和合作宛如一默契十足的交響樂團，為生產奏出最美的樂章。

生命的抉擇

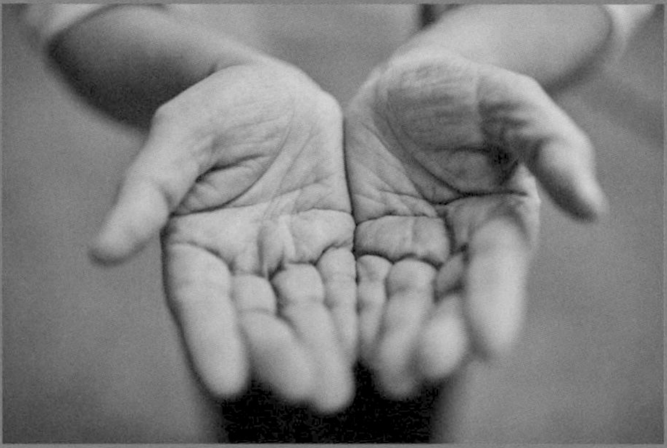

擁抱之玖——學習溫柔等待

一旦妳開始思考生產這件事，就會發現，妳真的還有許多選擇。

她們說，醫院好冷、好冷。

她們說，被壓肚子好難受。

她們說，一秒都不想和孩子分開。

她們說，生孩子的是自己，但自己卻決定不了任何事。旁人有許多困惑、不解、質疑

而她們說，**一旦妳開始思考生產這件事**，**就會發現**，**妳真的還有許多選擇**。

孤單的產房內，珊珊獨自一人和間歇性的陣痛對抗，與她相伴的只有腹上兩條測試固定帶——上方帶子固定子宮收縮壓力計，其圓盤置於子宮底；腹部下方的帶子則用來固定胎心音轉送器，放在胎心音最清晰處[1]。從她的角度望過去，甚至連胎兒監視器的數值都讀不到，只能在每次的痛感襲來時，看著無味的雪白牆壁，以幻想孩子可能的模樣來抑制自己的疼痛和無助。

沒人告訴她任何資訊，她不知道胎兒的情況，當然也不知道自己的情況。或者，她其實是知道的。不用倚賴機器，她知道自己感覺寒冷、緊張，需要家人的陪伴。但護理師先是不讓家人進入，接著粗魯唐突地為她內診，然後灌腸。她就這樣苦撐著不適的身子直到即將臨盆，留下產房外焦急不已的母親和丈夫。

好不容易熬到分娩之際，醫師戴著口罩進了產房，要她在每次陣痛時用力、再用力。她於是用盡全力，努力、再努力，然後，孩子出來了。

1 持續性電子監測（Continuous Electronic Monitoring）：胎心音轉送器及子宮收縮壓力計，會將所收到的信號結果，描圖在紀錄紙上及傳送到胎兒監測器上。

但珊珊的肛門卻裂傷了。舊痛才過，新傷又發，當她開口訴說肛門的痛楚時，卻換來醫師一句「妳用力過度」的淡然評語。

「我的醫院生產經驗，讓我不敢再懷孕。」珊珊和丈夫牽著手，坐在助產所內的椅子上，向我回憶這段往事。室內空調涼爽，但珊珊看起來卻渾身發燙，當她陳述那些種種時，我注意到她的肩膀高聳、身體緊繃，過去的陰影仍像鬼魅般糾纏著她。

生完孩子後，惡夢還未結束，「冷到全身發抖不止，牙齒打顫。」珊珊說：「護理師卻拒絕提供一條禦寒棉被。」拒絕的原因是：「妳放鬆就不會抖了。」

我想像唇齒顫抖的格格聲響，那聚集著多少情緒，害怕、擔憂、徬徨……不禁問道：「生完孩子怎麼沒趕緊出產房呢？」

「護理師正在交班。」珊珊無奈回道。

這樣的答案，連我都感到助產所的溫度不再宜人。我搓搓臂膀，繼續聽著珊珊的分享，得知這場生產的結局，是當晚的高燒，與一個月的患病。

挽著丈夫，一同推開助產所的玻璃門走進來，就是源於在醫院生產的負面經驗。

珊珊告訴我，後來，在陰錯陽差下得知居家生產且上網了解後，才打消了不再生孩子的念頭，孕期中更決定前來拜訪我以獲取更完整的相關細節。

她想要的生產方式，是溫柔、尊重、充滿人性，和最愛的人在一起，慢慢地、不疾不徐地，生下孩子。在我詳細介紹居家生產後，珊珊清楚表明，這果然就是她要的——一切以產婦和胎兒為主，在最熟悉的溫暖環境裡，自然順勢地等待寶寶的降臨。

我們接著聊到生產之前所需的準備與當天的可能情形，包括助產師無法保證百分之百能前往接生、若發生緊急狀況仍需送醫等，做了功課的珊珊笑說她懂，接生這事很講緣分的。

合作於是就這麼談成了。

感到和珊珊頗聊得來，合作談成後我們仍繼續閒聊，相談太歡，聊著聊著忘了時間，再看鐘四小時已過。如此不知不覺。

在珊珊與丈夫離開前，我張手伸出雙臂，主動給了珊珊一個又深又長的擁抱，擁抱著她的過去，和她所承受的種種辛苦。她緊緊回抱我，輕輕掉下了眼淚。

* * * * * * * * *

在分享珊珊的居家生產經驗前，我必須強調，並非所有醫院生產的經驗都如此折騰挫敗，產婦們在不同的醫院中，遇上不同的醫師與護理人員，遵循不同的潛規則，便會有全然迥異的生產經驗與感受。以我自身的醫院生產經驗而言，就還算挺愉快的。

話說第二胎選擇了居家生產的珊珊，到了生產當日，是否真如她所願，重新擁有了一次美好的生產經驗呢？

其實，整段產程仍是艱辛又充滿崎嶇的。

珊珊帶著前次的陰影進入產程，當陣痛開始時，也是恐懼的開始。害怕頭胎那時長至肛門的會陰撕裂傷會再度發生，珊珊的身體退縮而僵硬。她無法放鬆，更無法出力。珊珊事後形容，陣痛就像不斷想刺穿骨頭的尖銳巨針，一次又一次撞擊著她，令她痛不欲生。

深知過去的創傷阻礙了產程進行，我直視著珊珊的眼說道：「加油！讓我們用這次經驗，取代上次的不愉快吧。」珊珊艱難地點點頭，試著想接受我的鼓勵，她閉起眼，用力將眉頭緊皺，彷彿如此就能自腦中抹除那段記憶。

但是，當新的陣痛如同反覆的海浪又襲來時，珊珊便再次降服於恐懼。「裂了，又裂了！」她哭喊著，逐漸失去力氣。

會陰沒有裂，別擔心。我和珊珊的丈夫探頭檢查，並柔聲勸慰。

在我檢查的同時，我才發現到，珊珊過去的傷口縫線讓肌肉失去了彈性，加上尾椎側彎及心理害怕，使得寶寶的出生變得格外困難。「寶寶需要妳的幫忙，妳要一起用力！」我對珊珊說：「妳已經做得很好了，讓我們再試一次。」

一次、再一次，我耐著性子陪伴珊珊，直到她幾乎喪失精力。啊，我心想，不能就這樣放棄！半跪在地上，我將雙手放至珊珊的雙腳之間，堅定表示：「這次一定要出來！」

接收到丈夫、媽媽和我傳送的力量，珊珊振作起來，在最後戰勝了自己——一出力，產下了第二胎。凌晨三時許，清亮的哭聲劃過夜空，宣布珊珊的生產奮鬥，終於告一段落。

她看著活力四射的寶寶，再度掉下了眼淚。

醫療體制的混亂忙碌讓部分醫療人員心力交瘁，在分身乏術的情況下無法善待產婦，帶給產婦相當負面的醫院生產經驗。不僅如此，層出不窮的醫療糾紛讓醫師在下判斷時，僅能以預防性治療做處置以自保。服膺體制，是選擇醫院生產的產婦所必須接受的。因此，當產婦不願被剪會陰、壓肚子或催生時，她們就會找尋其他的生產途徑，例如，來到花蓮，敲敲我的助產所的門。

「我感謝，我感受，我體驗。」是珊珊在部落格中，為自己的二次生產寫下的結語。即使到了產後三天，看著當時的攝影紀錄，想起依然備感辛苦的第二次生產經驗，珊珊仍哭到不能自己。但她知道，不一樣的是，這次有愛她的人在身旁握著她的手一路相伴，她不必忍受刷白的牆、冰冷的空氣、過於淡然的醫師和等著交班的護理人員，也不必經歷難耐的高燒與病痛。

而我呢，依然不斷學習，在所有的哀號、懼怕、無助面前，保持著一貫的堅定、溫暖與平靜，在助產這條道路上，陪著產婦們一同緩緩前行。

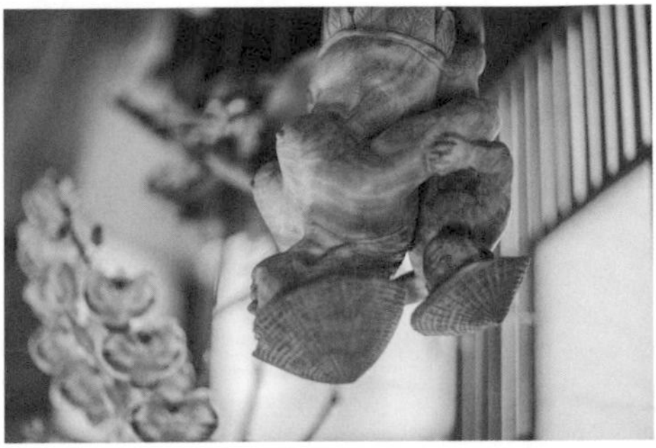

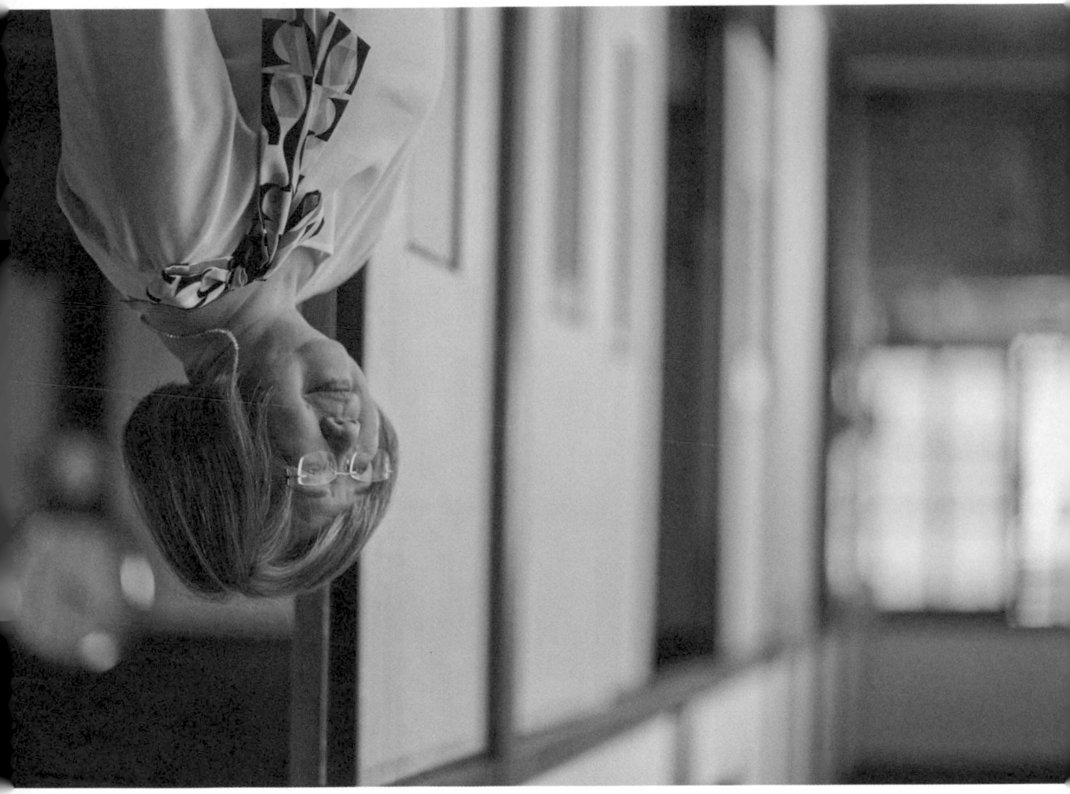

擁抱之拾——寬容理解彼此

當我們願意用寬容用理解去面對去接受，便會發現，生命也可以很簡單。

「等候」乃是預備自己。相信神要為我們行事以前，神得先在我們裡面運行工作。

我陪著雅雯在廁所中，等著她解尿。頂著渾圓肚子的她坐在馬桶上約莫半小時了，還是一點尿意也沒有。

望著她喪氣的臉，我要她起身讓我看看。伸手探了一下，我便摸到了產道內的嬰兒毛髮。拿起小鏡子，我對她說：妳自己也看看吧。她撥開陰毛，見到那一小撮黑森森的髮，笑了，終於又打起精神。

這裡是醫院的廁所。會來到廁所，是因為不願被裝上導尿管的雅雯提出「再試試看自己能不能尿得出來」的請求（護理師覺得雅雯太久沒解尿而準備為她裝上導尿管）；而會來到醫院，是因為雅雯在前一晚發燒了。廁所外，醫院的護理師再度催促，該接上導尿管，並且要進手術室了（意指需剖腹生產）。慌張失措的雅雯無計可施，哀怨地看向我，以一種壯士斷腕的口氣問道：「我可以就這樣蹲或站在馬桶上，由妳幫我接生嗎？」

「妳的意思是，要我在這廁所裡幫妳接生？」我驚訝反問。

「就告訴她們，我尿著尿著……不小心孩子就出來了……可以嗎？」雅雯囁嚅著，越說越小聲。極不情願來到醫院的她，仍未放棄自主生產的可能。

但這……恐怕會有難度，在醫院為產婦接生，於我而言是一種嚴重的越權。不會有任何醫師或護理師相信這種說詞的。

雅雯無奈接受眼前事實，伸手轉動門把。在她跨步走出廁所時，我彷彿見到一名死刑犯拖著沈重的腳鐐，裝出勇敢的模樣走出牢房，準備赴死。

「剛看到寶寶的頭髮了，也許可以讓她自己試試看？」不願雅雯在未盡全力前就遭到剖腹對待，出廁所後，我開口對醫師小心翼翼地探詢。

醫師答應了，還一併答應了我的要求，進入產房陪產，以及雅雯希望的不剪會陰。產房內，雅雯躺在床上，如同所有的醫院流程般，循著旁人的數數，在每個宮縮的當下用力，接著放鬆、用力、再放鬆、再用力。整段產程中，醫師不斷為雅雯按摩著會陰，我和雅雯的丈夫則分別牽著她的兩隻手，給她力量。

一次、又一次、再一次……寶寶出來了，從雅雯的產道滑出來了！

「眼睛好大啊！」這是醫師看到孩子後的第一句話。

丈夫剪完臍帶、雅雯生完胎盤、護理師簡單清理過寶寶後，便讓寶寶趴在雅雯的胸前找尋初乳。經過三十七小時，我第一次見到雅雯面容平靜，撫著她的孩子，眼神充滿慈愛，周遭一片祥和。

然而，這一家三口共聚的短暫片刻很快地被護理師給打斷了。由於雅雯在產程中出現發燒的情況，她的孩子一會兒便被抱走，送進加護病房觀察。

* * * * * * * * *

得知雅雯對我有些小小的疑慮，是在一篇網路上未公開群組的文章中。雅雯在文章中清楚表明第二胎仍想選擇居家生產，卻猶豫著不知是否還要找我接生。初看時有些訝異，我自認所有的處置都十分謹慎，不敢出任何差錯。但雅雯畢竟發燒進了醫院，孩子被送進加護病房，以如此結果來看，或許離「完美的居家生產」差得很遠。

然而，這就是在最初選擇居家生產時所必須承擔的風險啊。因為，在生命面前會發生什麼意外，誰都無法預測。

一切就從那片美麗的山景說起吧。

那年十月的某日，我在接到雅雯破水的消息後，立即前往她家。記憶中，那是一間溫馨的房子，位於都會邊緣的半山腰上。從客廳牆上的窗戶向外望，青綠的遠山及寬闊的道路勾勒出層次分明的各種深淺色調，窗框就像畫框一般，圍起這樣的風景。秋日颯爽，當徐徐涼風拂來，便宛如自畫中吹送出微涼。

在等待產程進行的過程中，我和雅雯及其家人度過了愉快的一天。可一整天下來，產程進展得相當緩慢，雖說中午時分為雅雯內診時子宮頸口已開至四公分，到了晚上卻還未現規律頻繁的宮縮。看起來還需等待一段時間，我於是先行吃了晚餐，並在隔壁房間以視訊方式指導另一名將要分娩的待產婦生產。

關於這名待產婦，其實，支援我的助產師已到達產家，準備也早已就緒。但我想，雅雯尚未臨盆，只要隨時注意她的狀況，在不影響其產程的前提下，以視訊提供遠在他市的待產婦一些指導和關心，應該不成問題。

雅雯事後形容，獨自面對生產前的強烈宮縮令她手足無措，慌亂得想哭；而我卻為她的「不敢打擾」感到不解，外出晚餐回來後，我就在隔壁房間，有什麼需要隨時可以找到。

或許就是從那時開始，種下了誤會的因子。

夜晚十點半，結束視訊接生的我為雅雯內診，其子宮頸口仍無進展。到了凌晨一點，體溫卻直上三十八度！我換了幾支溫度計重量，都是相同的結果，撥了電話給雅雯的產檢醫師，討論後決定立刻送雅雯去醫院。

在產科中，破水後發燒算是急症，風險因子提升，送醫觀察有其必要。當然，助產師並非將產婦丟進醫院就結束工作，凌晨兩點，我陪著雅雯抵達醫院，待在醫院裡，並和醫護人員討論進入醫院後的生產計畫書，盡量將雅雯的需求傳達給醫院知道，包括不剖腹、不剪會陰等，希望她雖然進了醫院，仍能「盡量」照自己的意思生孩子，彌補無法自主生產的遺憾。

那個漫長的夜，雅雯對抗著各種盼她剖腹的眼光，在每次強烈陣痛下用力想生出孩子，卻並未成功，一夜下來，未進食的她已受盡折磨，氣力盡失。

雅雯和我於早上十點進入廁所，在鏡中見到寶寶的毛髮後，她才終於又昂起意志。

＊　＊　＊　　＊　＊　＊　　＊　＊　＊

「如果待產的那個晚上，助產師可以一直待在我身邊……我會不會就不發燒了？」雅雯在文章中這麼寫道，帶著一點怨懟，一絲困惑，和一些勉強的委婉。我感受得到，她多麼希望時光能倒流，回到送醫前的那幾個小時，那時我毋須看著電腦，毋須為誰視訊接生，就在她身旁看顧著她——然後，她就會有個難忘又美好的居家生產經驗。

但，在我看來，回溯過去，摘去視訊接生的橋段，仍無法改變最後的送醫結局。發燒與否，並非我在或不在可以決定的。況且，我的確是在判斷各項條件下做了自認為最好的、兩全其美的安排。

讀了雅雯的文章後，心中五味雜陳，一方面覺得自己的努力並沒有受到肯定，另一方面，又覺得我是不是還能做得更好？即便我覺得自己已盡力了，雅雯卻不這麼想。所以，在產婦的心理照顧上，我是否還能給出更多的安全感？

我閉起眼，覺得心中似乎有什麼地方受傷了，又隱隱感到那與雅雯無關。

無巧不巧，就在我讀完文章不久後，雅雯又找上了我。她說，仍然希望我為她的第二胎接生。原來這是猶豫後的決定啊，我心想，接著和她聊起她的文章與第一胎的生產狀況，「如果還希望我為妳接生，我們之間的所有不舒服都必須講開。」我直白說道。

那晚在電話中，我就著微弱的燈光與雅雯聊至深夜，試圖在解釋我的做法之時，照顧她的情緒。還原事件始末，雅雯說出了我不在身邊的恐懼與害怕，我也道出我的處理方式是基於何種判斷。我們努力靠近彼此，想化解兩人心中無形的結。原來，雅雯心中最在意的，是一出生後就被抱進加護病房的女兒，由於沒讓她陪在身邊而缺乏安全感，極難照顧。

如果可以，多麼希望女兒從來沒有進過加護病房，雅雯緩緩說道。「我懂，」我說，「只是，根據當時的情況，這是大家所能想到的最好最安全的處置了。」話筒的那端，傳來了淡淡的理解，我知道雅雯漸漸在接受，接受數年前已發生的既定的事實。

我更進一步釐清她的需求——雅雯希望隨時有人陪伴在側，那麼關於下一胎，可以在助產師外選聘一位「陪產員」，讓自己更感安心。雅雯接受了，笑著說好。我們於是在那道笑聲中結束了這場對話。然後，我泡了一杯熱牛奶給自己，感覺心中那道隱約的傷口，似乎被那杯奶的熱氣給輕輕吹散了。

又或者，它其實根本沒有存在過。

生命有時很難，但當我們願意用寬容用理解去面對去接受，便會發現，生命也可以很簡單。

擁抱之拾壹——選擇適合自己的旅程

讓助產師制度與醫療體系相輔相成、相互搭配得宜。

我常問自己：對於居家生產，究竟要傳遞給大眾什麼樣的訊息？美好的想望，亦或真實底下總會遇上的掙扎？居家生產是什麼？可能遇上哪些事？具有什麼風險？

不可諱言的，居家生產擁有諸多優點，如產婦有更高的自主性、更多的決定權及能在溫暖的家中被所愛的人圍繞著生下孩子。但我仍必須澄清，居家生產不是魔法，助產師亦非魔法師，並不是拿著魔法棒一劃，就能讓所有婦女的產程夢幻地充滿粉色透明晶亮的泡泡。居家生產和醫院生產最大的不同，就是少了諸如催生、無痛分娩等醫療介入，以及剪會陰、壓子宮底等過去認為必要的生產步驟。以居家生產而言，生產經驗的好壞很大原因取決於產婦的狀況與助產師的專業；不同產婦會有不同需求，同一位媽媽在生產不同胎次時也會發生不同的狀況。而生產那無可避免的陣痛與辛苦過程，兩者間並不存在巨大的差異。

對居家生產最大的錯誤認知，就是用不以為然的語氣評論道：既然你們這些「提倡居家生產」的人認為居家生產很棒，何不直接取消醫院生產算了？反正在你們眼裡，醫院生產一文不值！

這是我聽過最嚴重的誤解。

簡而言之，將居家生產和醫院生產放在天平的兩端比較，就是一件錯誤的事。每位媽媽的狀況不盡相同，有的適合居家生產，有的需要醫院生產，有的因為心理因素在醫院生不出來，有的不得不去醫院接受醫療器材的輔助。還有的產婦，會在生產不同胎次時發生不同的狀況，前一胎適合居家生產，不一定後一胎也適合。比如若涵。

若涵從沒想過送醫會在她的生產選項裡，而且還是「must be」那欄。第二胎就由我接生的她，對居家生產的經驗是「太美好」，能這樣生孩子，她覺得十分幸福。於是，又懷上老三的她，再度找上我為之接生。

那個春日凌晨，若涵的分泌物忽然變多，石蕊試紙呈陰性的結果顯示其並非破水，到了晚間八點，若涵開始出現不規則宮縮的情形，我到達她家時若涵的子宮頸口還未開，但再拿石蕊試紙測試時，已呈陽性了。

破水了，子宮頸口卻未開，面對乙型鏈球菌測試為陽性的若涵，我心想，得讓產程開始啟動才行。

點燃溫灸器，我開始為她溫灸，看能否幫助產程啟動。艾條的香氣隨著飄煙裊裊而出，瀰漫室內，穩定了大家的心神。已頗有「生產經驗」的若涵露出平靜神情，耐心等待著規則陣痛的發生。然而整晚過去，若涵的產程仍未現曙光，一早她便又請了熟識的中醫至家中為其針灸，看是否能開啟產程進行。

但針灸亦未見效。

時間一滴一點逝去，距若涵破水的時間越來越長，該送醫了嗎？已致電醫師的我問自己，究竟要不要為若涵接生？接嘛，不知會否發生預期不到的危險；不接嘛，又破壞了若涵對居家生產的所有期待。我在萬分煎熬的等待裡掙扎著，拿不定主意。

滴、答、滴、答。十三小時過去了，然後十四小時，接著十五小時，再然後，十八個小時。

正午的陽光已灑落窗邊，不能再等下去了。這場和時間的競賽，我們得承認暫時居後。在學理上，乙型鏈球菌陽性，破水超過十八小時，導致新生兒感染的危險因子將持續增加。一般而言，破水二十四小時內沒有產兆，就必須催生。

可是若涵還不死心。她仍堅持躺在床上，等待她的孩子。

「這樣的情況，我不能接生了。」我堅定地告訴她：「去醫院吧。」距她破水至當時，已過十八小時，加上她乙型鏈球菌的陽性反應，真的不能再等了。

我們已努力試過，眼前最重要的，應是設法將寶寶平安生下。

若涵想了想，直至次日晚上，才終於妥協進醫院。那間人性化的醫院距若涵的住處並不遠，與我們接洽的醫護人員也都十分和善，還給了若涵一間非常大的樂得兒產房（LDR，待產、生產、產後恢復都在同一處）。「等於和家裡一樣啊。」我笑說，想沖淡若涵對醫院的排拒。若涵勉強回應了苦笑。我握著她的手，輕聲道：「我們已努力試過，溫灸、針灸都做了。再拖下去不是辦法，妳知道的，拖得越久，危險因子就增加得越多，我們實在不需冒這個險。」

而後，若涵撐著意志力又等了寶寶三個小時，才接受催生的建議。

產程啟動後六小時，一名健康的嬰兒生下來了，母子均安。若涵望著她費盡辛苦才終於見到的寶貝，露出「一切都值得了」的溫柔眼神。

在我看來，雖然若涵最終並沒有完成居家生產的想望，但她進了非常友善的醫院，給了她偌大的空間、舒適的環境和善待她的醫師。總的來說，仍是一次相當正面的醫院生產經驗。

* * *　* * *　* * *

我有產家曾經形容，生產就像一趟旅行，居家生產是自助旅行，醫院生產則是跟團旅行。自助旅行與跟團旅行距焦在不同的重點上，體現出不同的價值，卻皆有其存在的必要。

有人喜歡自助旅行多一些，因為自主性高，能自個兒規劃行程、安排景點，遇上讚嘆不已的美景，還能多逗留一會，多麼自由，多麼不受束縛。居家生產便是如此，產婦和助產師一起決定要蹲姿或站姿，要走動或沖澡，不要誰的在場，要誰的陪伴。

然有人更愛旅行團多一點。跟著導遊的腳步不易出錯，除了行李外，幾乎什麼都不用準備，雖然被動倒也輕鬆。只是，導遊的優劣直接決定了旅程的品質，就似醫護人員的好壞直接影響了婦女的生產感受。

還有些人，是不得不選擇跟團，他們或者年紀太大，或者體力不足，或者行動不便，又或者有其他原因。譬如那些出了狀況的產婦，那些被評為不適合居家生產的產婦，醫院生產就是她們最安全的選擇。

而我以為，**最完整的生產制度，應是將助產團隊納入正式醫療體制內，讓助產師制度與醫療體系相輔相成、相互搭配得宜，一方面緩解婦產科醫師的龐大工作量，另一方面也讓醫院成為溫柔順勢生產的最佳後援**。

最後，我想分享的是，在這趟生產旅程中，沿途可能會遇上很多意外、驚喜或不如意，也許碰上了壞天氣，也許感到水土不服。然而，不論如何，能平安返家，就是一趟夠棒的旅程。

助產路上

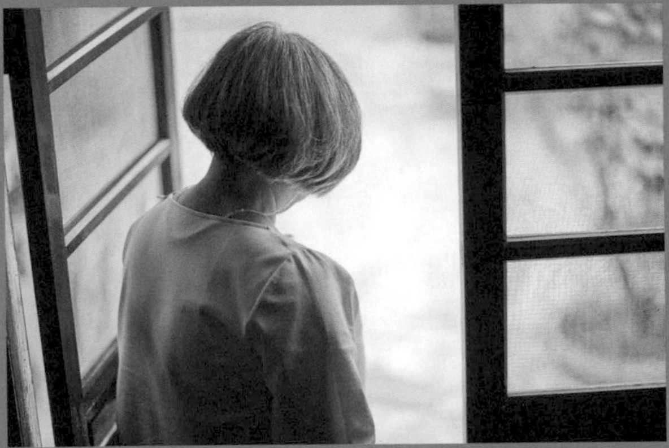

擁抱之拾貳——未知與變數

睡眠哪裡會比接生孩子重要啊？

按摩師的手在我的背上緩慢游移，精油的芳香瀰漫在陰暗的室內，柔和的音樂流瀉著，好似輕輕飄落的毛毛細雨，覆蓋了整個房間。這是一個尋常的上班日，我卻全身酥軟地躺在按摩床上，享受著五星級的服務，完全不用工作。等會兒，我還可以在無人的街上大肆閒逛，恣意挑選喜歡的衣物、鞋子、裝飾品。

多麼令人羨慕的愜意生活！不知情的人也許會這麼想。

但是，在任何時候，不論晴雨、不論清晨黑夜，一通電話、一則訊息，我可能就必須停下正在做的所有事情，即刻收拾細軟，搭車南下或北上，為產婦接生。你能想像一份工作，從來無法預測自己的工作時間，必須隨時待命，隨時保持手機暢通嗎？除了保鑣及貼身侍衛外，我所能想到的，就是助產師了。永遠也無法預測精準的上工時間，就是助產這行最大的特色。

如此高的機動性，彈性十足，卻也毫無彈性。

比起從睡夢中被待產婦慌張的聲音吵醒，我更怕遇上行程相衝的情況。例如，待產婦臨生產時我恰巧在會議上、在活動裡、在旅行途中；或是，當兩位待產婦同時出現產兆時，不知該往哪兒去。

還記得因貧血而全身蒼白的亞薇嗎？記得她的第三胎仍是由我接生嗎？為她接生的那個清晨，我便遇上了這樣的兩難處境——同時接到了兩通電話，一為亞薇的丈夫，一為彥寧。

「明秀老師，我老婆快要生了！妳要趕來嗎？」焦慮從話筒那端傳來，直直捅進我的耳膜。

「不急、不急，慢慢說。」我緩和著亞薇丈夫的緊繃，然後問道：「亞薇現在人在哪？什麼狀況？」

「她在浴室，剛忽然破水又腹痛，」亞薇的丈夫說道：「但才沒多久前，亞薇只是捧著肚子，並沒叫痛。」——破水又腹痛，該不會很快就要陣痛了？我猜測著。這幾天完全沒接到亞薇的任何訊息，沒料到一打來就是慌忙地要生了。有其他產兆嗎？還伴隨什麼症狀？我一面了解她的詳細情形，一面安撫丈夫的情緒。

是時候上陣了，當我正打算出門為亞薇接生時，又接到另一通電話。初產婦彥寧來電告訴我，早上破水後，就先去中醫那兒針灸，現在回來了，忽感一陣便意。這下好了，二人都破水，二人都出現產兆，出了助產所後，我該往東，還是向西？

吸——吐——吸——吐——。暫時拿不定主意的我，闔起眼，試著用幾次深呼吸讓自己沈靜下來，思索下一步該怎麼做。雖然亞薇與彥寧二人產兆相近，但亞薇已生至第三胎，而彥寧仍為初產婦。根據我的經驗，初產婦在破水後至生產前，還會有數小時的緩衝時間，先協助亞薇生完孩子，再前往彥寧家中接生，應還來得及。

在亞薇的孕產婦照護指導記錄單上，我還清楚記錄著，到達她家時是傍晚的五點五十七分。不出我所料，約莫僅半小時光景，亞薇生完了孩子，也娩出了胎盤。呼——我吁了一口氣，擦擦額上的汗，為我當天的接生劃下暫時的逗號。當然，工作還沒結束啊！清潔、整理過寶寶，為其測量重量與檢查身體，我便又趕緊前往彥寧家。

幸而，幸運之神總是眷顧著我。後來，我順利抵達彥寧的住所，趕上了彥寧的生產，於凌晨一點左右，為她接出了孩子，一個健康、活潑、平安的娃娃。

清晨五點，在返家的車上，我望著車窗外隱隱約約的曙光，感到一種前所未有的充盈富足。白日漸現，天色清亮，整夜下來的專注、忙碌，甚或是「趕場」，彷彿一場不著痕跡的夢。然而，我確實在不驚不慌的狀況下，一前一後接下了兩個生命啊。低頭看著我的雙手，想起那兩副可愛的扭動的身軀，我不自覺地笑了。

＊＊＊　＊＊＊　＊＊＊

是的，這就是我的日常。

並不僅僅只有悠閒地按摩、散步、看海，大部分的時間，都是在接到緊急電話或收到緊急訊息後研判該不該出門，要採取什麼行動。到了產家後，又有另一番挑戰，已分享過這麼多的案例，生產的種種細節就不再贅述了。按摩、散步、看海，不過是這高壓工作的微妙平衡罷了。

我總是得在短時間內，立刻、馬上做出重大的攸關性命的抉擇。不僅如此，還需在做決定時，時刻保持冷靜、理性，不隨產家的焦慮起舞，並且撫平產家的情緒。

生產本就是難以預料，也因此我總會和選擇居家生產的產婦共同討論出 **Plan A** 之外的

Plan B、Plan C，萬一臨時遇上我無法接生，還有多於一個的備案。

比如當初的珊珊，就是個差點需要啟動 Plan B 的案例。在那個我倆相談甚歡的夏日午後，珊珊早已主動提出她了解居家生產是「很講緣分」的，就這麼湊巧，當她致電給我告知陣痛開始時，我正準備和丈夫踏上報名多時的護理師護士公會旅行。「若是這幾天的話，恐怕沒法為妳接生。」我惋惜但老實地告訴珊珊：「不過今晚旅程剛好會到台北，若產程在那時開啟，或許我還來得及到妳的城市。」

據珊珊事後所述，原本不規則的陣痛在當天的晚間時分逐漸規律，見不著我的徬徨焦慮以及要相信腹內寶寶的自我鼓勵不斷混雜交替，擾得她十分疲倦。八點，已抵淡水的我撥了電話詢問她情況，尚未破水，也未落紅，我於是推薦了當地的助產師過去為珊珊產檢。

不多久後，那位為珊珊內診的助產師便通知我，子宮頸口已開了五公分。產程已啟動，是該過去為珊珊接生的時候了。我簡單收拾好行李，先搭上計程車回到台北工作室拿妥接生工具箱，再直接前往珊珊的所在。此時，黑夜已上路，大雨滂沱，視線極為不良，車行在淅瀝雨聲之中，擋風玻璃上全是雨滴打散的水花。即便如此，在我能力範圍所及之處，我還是要趕去接生，珊珊等了我那麼久，怎能讓她失望？然後，我終於在凌晨十二點半，再次見到了珊珊。

於是，歷經生產的辛苦，好久好久之後，孩子出來了，帶著響亮的啼哭。抱著初生嬰兒的珊珊面露滿足，珊珊的丈夫、家人也一臉欣喜，凌晨四時三十七分，我們一夥人在這「產房」內一同留下了珍貴的紀念照片。當我再次驅車回到淡水時，天色已大亮，遊覽車也已停妥在飯店門前。

在餐廳打包早餐的當下，所有旅伴都在車內等著我。當我包好食物走進遊覽車中時，熱烈的掌聲忽然響起。在狹小的走道上，我不斷承接著來自走道兩旁的無數讚賞，一時之間錯認為自己是星光大道上的耀眼明星。其實，我並不感到特別驕傲，只覺再次順利完成分內工作相當開心。司機在我坐妥後便發動引擎，前往下一站基隆。本應拿出早餐開始享用的我，忽感疲倦至極，一陣睡意湧上，眼睛稍閉上就沈沈睡去，再醒來已見到海港的風景。

許久之後，才想到那時竟忘記問問丈夫：我的睡臉，有沒有帶著上揚的嘴角？

* * * * * * * * *

身為助產師，我得成天和未知與變數為伍，壓力大、機動性也高，還常無法在一般的「睡眠時間」裡睡覺——畢竟，睡眠哪裡會比接生孩子重要啊？真要說起來，這工作是挺折騰人的。

雖然，有時也會覺得好累、好累；但是，見到初來乍到的新生命充滿精神的樣子，見到產婦感動的淚水，見到家人喜悅的臉龐，見到這些精彩的人生片刻時，我會覺得，自己真是選對了行業。能在一次又一次的工作當中，迎接生命，然後貼近它、擁抱它，是多麼幸運。

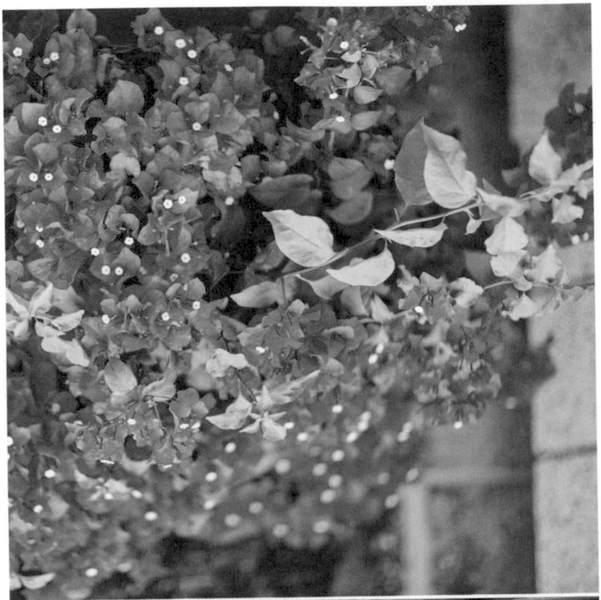

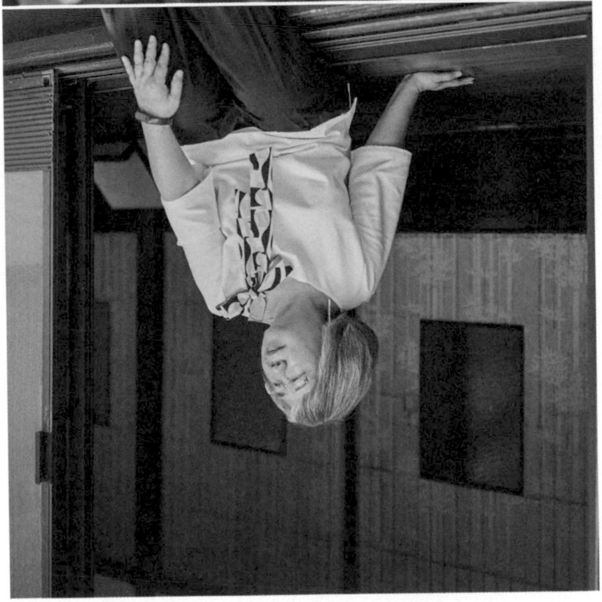

擁抱之拾參——助產難為

助產師得面對著許多未知，並時時在生死交關的當口上討生活……

在台灣，許多人都對「接生者」抱有莫大的期待。接生者（不論醫師或助產師）不但要完好地接出產婦腹中的孩子，還要確保這個孩子頭腦正常、四肢健全。若「讓」產婦生出個不夠健康的孩子，接生者可得小心吃上官司。特別是在腹部超音波以及各項篩檢皆如此成熟的現代，初生的孩子要是有個什麼缺陷，產家極可能大肆責怪醫療人員：為何當初沒有檢查出來？是產檢太不夠仔細了嗎？

然實情是，即便在醫療發達的今日，產檢仍無法做到一丁點都不遺漏的完美。許多病症的檢查都只能預估出一個機率值，更別提有些疾病及部分罕見疾病根本無從篩檢起。不僅如此，假若胎兒在產婦腹中沒有擺好位置，有時連唇顎裂（兔唇）這麼明顯的病症都會看不清楚。我就曾陪著產家及其唇顎裂的初生兒趕至醫院做緊急治療。我還清楚記得當晚計程車上司機的驚訝反應：「唇顎裂的寶寶？居然沒有幫你們檢查出來？怎麼沒有告醫師？」

不可否認的，司機先生當然是一番好意，他的回應也只是現今大眾一般的想法。但，當社會普遍認為產婦生出不健康、不正常的孩子時是醫師、是接生者的責任時，醫師的接生方式便會不知不覺朝向醫療過度介入的方向前進（相較於助產師，醫師擁有更多醫療資源）。

而面對這樣的社會現況，對標榜「不讓醫療過度介入」的助產師來說，便只能摸摸鼻子，拜託產家待自己寬厚些了。

猶記得多年前的那日，我剛為一名產婦接生完，就直覺到她羊水中濃稠呈墨綠色的胎便與身旁初生嬰兒的呼吸聲皆不甚對勁，想是那新生兒在母體內吸入了胎便，有可能得到「胎便吸入症候群」。這樣的判斷讓我趕緊拿起吸球協助清理嬰兒的口鼻，但清理之後，寶寶的呼吸聲仍不夠順暢。憂慮著寶寶吸入過多胎便，我和產家討論後叫了救護車，並協同產婦的丈夫一同帶著寶寶進醫院做進一步處理。

一方面擔心著孩子，一方面也擔心著自己；幸而那新生兒的呼吸道在清除胎便後，很快地恢復正常。從醫院返回助產所的途中，我開口問了產婦的丈夫：「假若方才孩子怎麼樣了，你會告我嗎？」

「怎麼會？是妳救了我們的孩子，我們又怎會告妳呢？」他如是回答。

對於這樣的回答，我充滿感激，能被如此溫柔地理解著，多不容易。

反過來說，若我不是如此幸運遇到深具同理心的產家，若孩子不是幸運地在醫院的工具將其胎便吸淨後全無大礙，我是不是就有可能收到法院通知，成為被告呢？

然而，在接出孩子前，我又怎會知道他吸入了胎便？我所能做的，就只有在見到孩子的狀況後，做最快最有效的處置而已。

這就是助產工作。助產師得面對著許多未知，並時時在生死交關的當口上討生活，不時還需接納產家的怒氣與不諒解。

還真是難為啊。

* * *　　* * *　　* * *

在這樣難為的處境裡，有的時候，還有另一種為難：被我建議至醫院待產的產婦，執意在家生孩子。她們最常說的是：「如果明秀姐不幫忙的話，我就自己在家生。」這麼明目張膽的威脅和信任，還真教我不知如何是好。

會發生這種情況，其中一個原因是：居家生產的合適與否，並非絕對，而是有些模糊地帶的。因此，那些身處模糊地帶卻受我建議去醫院生產的產婦們，便常嚷嚷著還是要回家生產。比如當初超過預產期兩週、胎兒預估體重高於四千公克以上、醫師建議剖腹產的巧欣，便硬是不肯進醫院，怎麼樣都拿她沒辦法。又比如小雯，生頭胎時癲癇發作，懷二胎時仍拜託我為其接生，當時的她拿著產檢正常的證明告訴我，這次會不一樣。我心中滿是掙扎無奈，協助小雯接生嘛，她又忽然癲癇發作怎麼辦？不協助小雯接生嘛，對堅持不到最後關頭不進醫院的她，是否會更危險？

我們後來簽了切結書，表明選擇居家生產是小雯的個人意願，她願意承擔所有後果。雖說如此，為她接生時，我依舊相當忐忑不安——我一直忍不住自問，若真出了什麼問題，我，會被社會大眾所原諒嗎？

幸而這樣的忐忑並無成真，小雯的第二個孩子出生時，她的狀況好極了。而後她抱著那健康可愛的孩子歡喜地向我道謝，為整個產程畫下句點。

像這些有驚無險的接生過程，我遇過不少次，產婦憑著堅定信念與頗具說服力的威脅——我不協助接生，她們就自己在家生——讓我一次又一次誠惶誠恐地協助她們生產。

當然，在做「為她們接生」這重大的決定前，我除了思量再三，通常也會與附近醫院的醫師反覆溝通，不論如何確保最大的安全性。

另外有些時候，產婦滿足了居家生產的所有條件，我卻隱隱不那麼確定能順利接生。例如芯怡的第二次生產。

對於再次為芯怡接生，我一直十分猶豫。

她的第一胎就是由我接生的，生得緩慢困難；第二胎又直至孕期第三十四週才找上我，我請她來補上一次產前課程，她也缺席。產前最後一次的來訪，是來拿乙型鏈球菌的檢查報告（結果為陽性），其後芯怡便再也沒有與我聯繫。

我心想，這樣也好，或許她就選擇醫院生產了吧？然而，就在生產那日，芯怡躺在醫院的病床上，傳了訊息告訴我她要回家了。「我要被綁上 NST 無壓力測試帶了，綁了我一定生不出來。」因乙型鏈球菌（GBS）陽性而正在醫院接受抗生素注射的芯怡在訊息內這樣寫道。

事出突然。但眼見芯怡就要回家生產了，我不幫忙行嗎？我只好即刻前往芯怡的住家進行協助。

我還記得芯怡的第一胎，子宮頸口開得十分緩慢，自醫院回到家中後約莫又過了二十個小時，到了隔天下午四時，子宮頸口才開到四公分。更折騰人的是，芯怡的體力並不好，陣痛期間不時出現嘔吐和部分肢體痠麻的現象，我陪著她，像對待其他產婦那樣為她按摩、要她變換姿勢、讓她攀著家人緩步來回移動（俗稱慢舞，slow dance），最後在衡量她的各項狀況後，為她掛上點滴。

一般來說，若非情況特殊，我不會為產婦打點滴的。可是芯怡撐到了晚間十一時，早已累壞了。聽著她表達不適，看著她的倦容，擔心著她不堪負荷的體力，我做了各項評估，在徵得她的同意下，埋下靜脈置流針（IV.Lock），建立靜脈的路徑，做為產後緊急醫療用藥的事前準備。而後，芯怡終於在凌晨一時四十分許產下了她的孩子，我也大大鬆了一口氣。

這段過程雖漫長且難熬，但終究是順利成功了。

＊　＊　＊　＊　＊　＊　＊　＊　＊

我其實是個心很軟的人。總是在產婦亮著水汪雙眼、皺眉抿唇的苦苦哀求下，嘆了口氣再接下為她們助產的工作，即便有時我更希望她們能進醫院，待在先進的醫療設備身旁（當然，基本的配備例如點滴、吸球、氧氣筒等等我也是有的）。

接生？不接生？標準的拿捏該如何與時俱進地調整，是我需要認真面對的課題。過去，我總是容易依著婦女，順著她們的心意而行；如今，我已開始學習更明確地表達自己的立場，用更專業的角度、更堅定的語氣提出我的建議。

事後不久，我在醫學中心陪伴長輩就診時，巧遇芯怡的婦產科醫師，他對我說：「那名孕婦打完GBS針劑後，就再也沒有回醫院生產。」我當下僅能表明自己「臨危授命」的無奈。

還是那句老話，將助產師編入正式醫療體系內吧，讓婦女能擁有助產師的協助，也擁有醫療設備的待命。那麼助產師的這些為難處境，肯定會大幅改善。

一定會的。

擁抱之拾肆——生產本無完美

保持最大的冷靜，穩定產婦家人的心情，為當下的情形做最適當的處理……

小雯的母親不斷叫喚著她的名字。聲音急促、高亢、焦慮而不安，好像司機不小心的一個剎車，就會讓壓抑在喉頭的眼淚完全吐出來似的。

救護車的鳴笛聲讓嘈雜的白日更焦躁了。車內，小雯躺在擔架床上，口鼻被掛上氧氣罩，一旁的救護員回報後送醫院的各項生理數據，確認她的生命徵象。小雯的母親還在叫喚女兒的名字，小雯的丈夫也在呼喚著妻，我跟著一起喚她：「醒醒，醒醒啊。撐著點！」一旁的救護員確認著她的生命徵象，並回報各項生理數據給將要後送的醫院。

此時小雯仍舊閉著眼，僵硬的身體及繃緊的肌肉漸漸放鬆了。我不能承認我也好著急，甚至不敢流露一點擔憂，就怕影響了小雯的母親與丈夫已近崩潰的情緒。

我一面牽著小雯的手，一面不停和小雯說話，再一面聽著她腹內的胎心音，觀察胎兒的情形，然後彙報醫院。救護車似航道錯誤的火箭在柏油路上亂竄，二十多分鐘後，好不容易到達醫院。

歷經短暫的失去意識，小雯被掛上點滴，在恢復知覺後，大夥才終於放下心中大石。

生孩子生到抽搐、癲癇發作，我還是第一次遇上。

＊　＊　＊　＊　＊　＊　＊　＊

回想起來，小雯生產之前的那些時刻，每次的產檢皆正常，確實一點徵兆都沒有。

猶記得那一日，氣候晴朗，天藍無雲。我到達小雯家中時，一切都很正常。小雯接受當地助產師的建議，正在浴缸裡泡澡，敞開的浴室門內水氣氤氳，蒸得小雯十分朦朧。

當地支援的助產師告訴我，小雯腹中胎兒的位置已降得很低，她的陣痛也已十分規律，若無意外，不久後就會生產。我向支援的助產師道了謝，交班後便接下了協助小雯生產的棒子。在待產過程中，我們耐心地陪著等著，很快的，小雯的子宮頸口就開全了，她也在每次痛感襲來之時，配合著那韻律稍做出力以利生下孩子。

「加油，加——油！」我在一旁觀察著鼓勵著，嗯，很好，脹大的子宮頸口顯示了寶寶就在門邊，應該再過不久便會出來與大家見面。於是，我一會兒專注看著小雯的下身，確認胎頭尚未露出；一會兒抬眼望向小雯的神情，確保她的身心狀況還在其負荷範圍內。說時遲那時快，就在某次用力的當下，小雯忽然全身抽搐起來。

雙眼翻白，渾身不住顫抖，活像鬼魅附身般，一下子失去了意識。

所有人都嚇壞了，包括我。小雯的母親瘋狂喊著小雯的名字，並哭喊著向大家求救：「救救我的女兒，救救她！」我第一次聽到那樣發抖的聲音口氣，像是籠罩在巨大的撕裂的絕望當中，還掙扎著想要找尋或許遺漏的渺茫希望。

空氣凍結，無法喘息。但我可不能像其他人一樣受驚嚇而不知所措啊，得趕緊讓小雯脫離險境才是。我深吸一口氣，要自己回復冷靜，然後按下小雯鼻下的人中（具回陽救逆之功效，是休克時急救要穴，避免她完全喪失知覺），再拿起布讓小雯咬下（避免她咬到自己），並立刻要其家人撥打 119，同時通知後送醫院的醫師並告知其現況。在這期間，我們不斷和小雯說話，盼她能聽到我們的呼喚，趕緊恢復清醒的神智。

坐上救護車一路到進入醫院，至小雯終於鎮靜下來以後，我緊繃的神經才鬆下，肩膀也才垂下。不久後，小雯在醫院生下了她的孩子，母子均安。那時那刻，在場的所有人，小雯的母親、丈夫和我，都不禁打從心裡感謝上蒼的厚愛。

後來我才知道，小雯幼時曾得過癲癇。幾次發作後自然痊癒，產前與我深談時無特別憶起，也就沒有提到。畢竟，誰會預料得到，生產的前一刻，幾十年都沒發作過的癲癇會再度找上身來？

看著小雯懷抱寶寶的幸福模樣，我心想，這段產程雖有驚無險地落幕了，然在助產師的身分裡，我該怎麼做，才能杜絕這樣的緊急情況再度發生呢？

產家的突發狀況這麼多，狀況發生的當下，只能保持冷靜，趕緊讓待產婦脫險為要；狀況發生之後，就得仔細反省怎麼做會更好，能更好。

我相信更加謹慎小心，對產婦做更全面的評估與了解，都會大幅增加「順利接生」的機率；可我同時也理解到一個不爭的事實：要「完全杜絕」接生的風險，幾乎不可能。這種近乎苛求的標準，就像要求外科醫師：每一次手術的成功率都必須達百分之百。**任何對醫學有一絲概念的人都明白，一次手術的成功，正如一次生產的成功，都不僅僅只靠醫術精良或接生技術完美就能達成的。**

當然，我也曾自責，怎麼沒能搞清小雯過去的病史，就一口答應為她接生；但最終我發現，如果連她自己都遺忘了這段往事，我又如何能在事前得知並加以防範？

或許放過自己，也是助產專業裡的另一門功課吧。

真正數起來，在我的助產經驗裡，確實遭遇過許多挫折和挑戰，讀到現在的各位應該依稀記得，那幾個令人感到有些緊張的故事：產婦發燒後迅速送醫、產婦破水後產程仍遲滯而送醫……產婦癲癇發作，自然是最心慌驚嚇的一次經驗。

算起來，送醫的結果並非我的責任，我的挫折感卻仍然很深。

許多時候，我會忍不住自問：我是如何被這些挫折所改變的？又該如何面對它們？產婦癲癇發作的接生經驗，給了我什麼啟示？下一次的接生，要如何在有限的資訊內做出最佳的評估？還有，我該如何釋懷，生產本就無法完美？

夜深了，我在小小的助產所內，再度讀著小雯的孕產婦照護指導紀錄單，仔細又將她當時的生產過程於腦海中播放一次。從浴室內小雯模糊的臉面開始，到她忽然翻出的白眼，以及救護車匆忙的鳴笛、行駛，和最後平安降世的可愛娃兒。

無法完全避免所有的意外狀況，但能在緊急情況發生時，收起慌亂，保持最大的冷靜，穩定產婦家人的心情，為當下的情形做最適當的處理……我想著，自己是真的盡力了。

收起紀錄單，我環顧了這陪著我走過許多年的助產所。所內安靜無聲，燈光昏黃，桌椅都在它們該在的位置上，恰如其分。只有空調輕輕吹送，送出幾乎聽聞不見的絲絲細風。

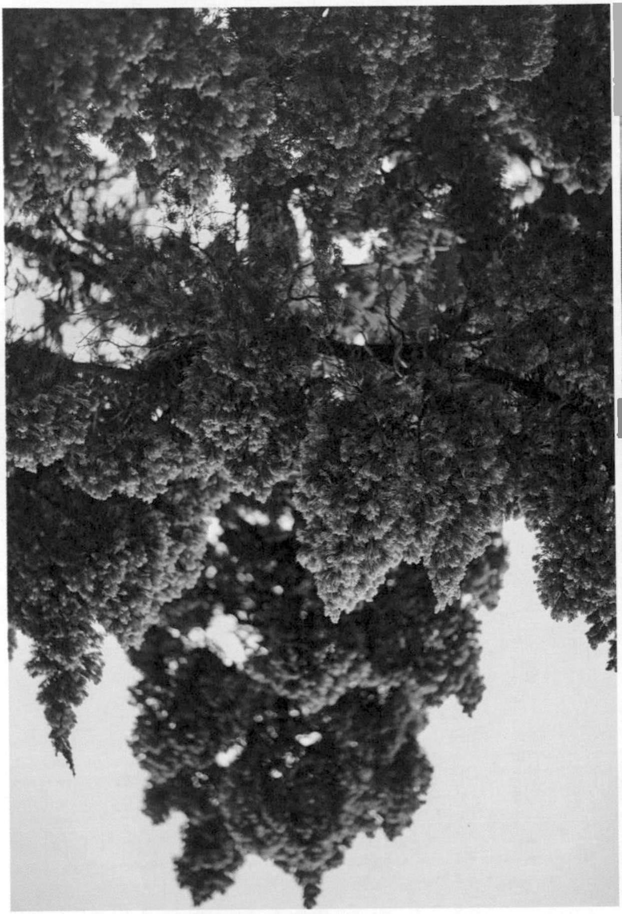
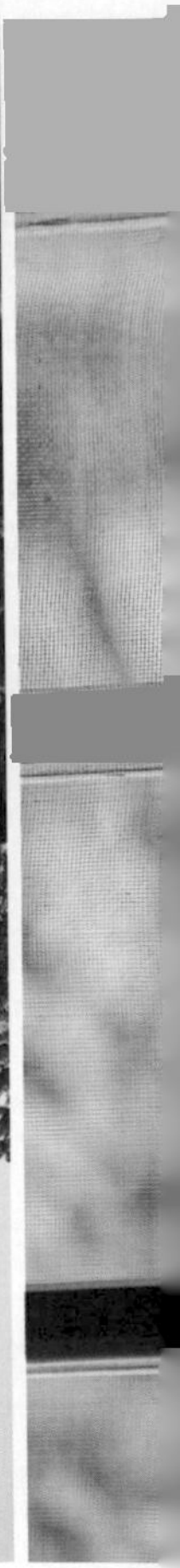

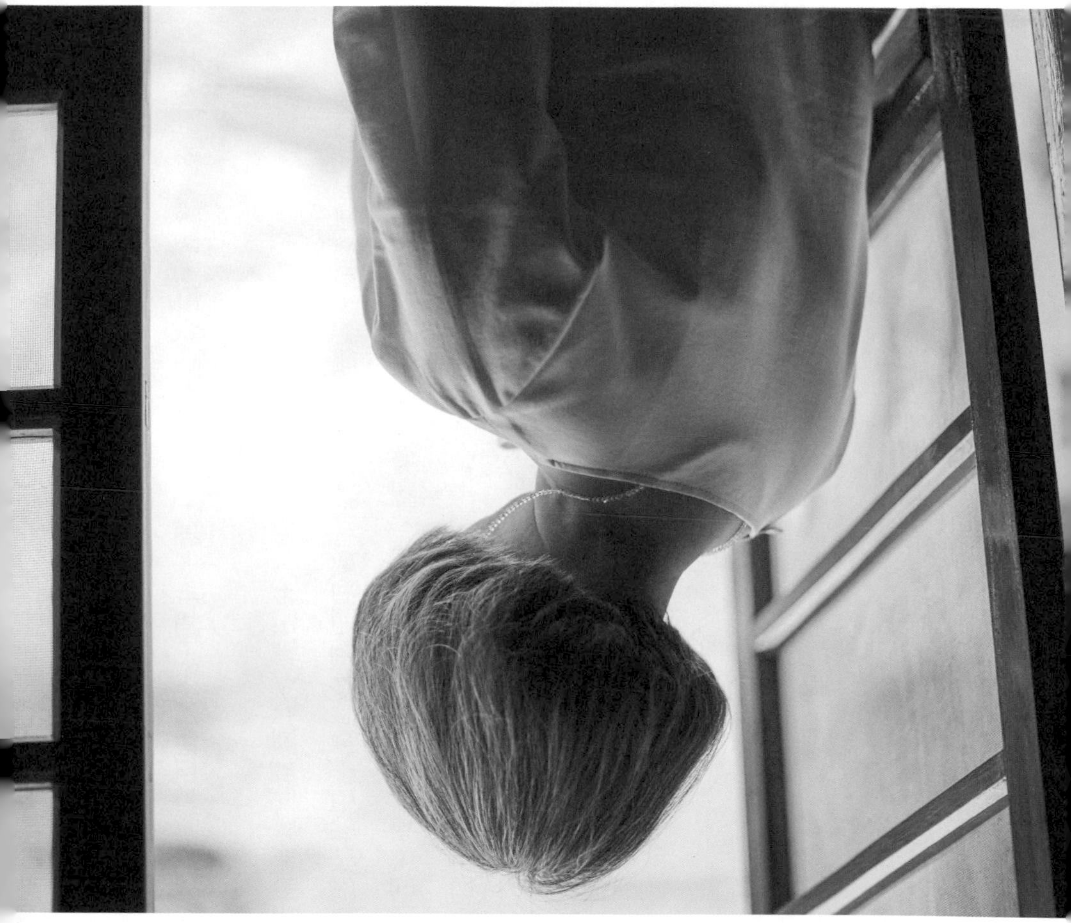

擁抱之拾伍——既偉大又渺小的生命

在造物者的面前，人類多麼渺小，多麼無知……

花蓮的海總是如此寬闊寧靜。在暖陽照耀下，海面波光粼粼，閃動著金光，加襯以無垠天空，像幅無框的畫。潮濕的草味逗留鼻尖，成為風景的調味。仔細一望，這裡的海不只是藍色的，還有青藍、淡藍、湛藍、靛藍，甚至半透明的藍。每每見著這樣的景色，我就會對造物者的巧手感到驚嘆與感激。生命來自於海洋，也像海洋一般美麗、神秘、深不可測，而人常在漲潮的時間點左右出生。

每當我覺得自己又不了解生命時，我就會來到海邊，看海、聽風、什麼也不想。

那天早上，我接到一通來自產家的電話，告訴我兩天前接生的寶寶，走了。走了。嗯，就是如同大家所想的那樣，所謂的「回到天上重新當小天使了」。

那是一個子宮內發育遲緩（IUGR，Intrauterine Growth Retardation）的嬰孩，出生時體重略低於二千五百公克。生產過程中沒有太大異樣，唯一的狀況是產婦佩珺在產程進行時出現高血壓，舒張壓一度超過 110 mmHg，但很快的我們就以沖澡緩和了高張的血壓，使其恢復正常。

接著下來，如同所有的生產流程，在大夥協力合作下，佩珺生下了她的孩子。

活潑可愛的寶寶在我面前手舞足蹈、扭動身軀，但不知怎的，我卻有種說不上來的奇怪感覺，覺得哪不對勁，又看不出究竟哪不對勁，只好反覆檢查著眼前的嬰兒。看來看去，除了尾骨處凹陷過深，似乎沒有其他大礙。

但為謹慎起見，我對佩珺及其丈夫說：「還是去給小兒科醫師檢查一下吧。」

一般而言，在生完孩子後，我不會要求產家立即帶著寶寶至醫院檢查，但那尾骨處的凹陷——連根小棉棒都能安穩置妥的凹陷——實在太令我不安，我忍不住開口向佩珺夫妻倆建議，還是去讓醫師檢查檢查吧。

陪著佩珺的丈夫及寶寶至醫院讓兒科醫師做了檢查，一切正常良好，我這才放心地返家。

哪知兩天後，卻接到佩珺丈夫的來電，他帶著濃濃鼻音對我說，孩子已經在太平間了。

已經在太平間了？

我愣了一下——可是，怎麼會呢？醫師檢查過的啊。

佩珺的丈夫含混不清地形容，一早起來滿心喜悅地想看看新生的寶寶時，才發現寶寶已沒了呼吸且全身僵硬。驚嚇不已的他馬上叫了救護車——但怎麼會來得及？兩夫妻得到的只有一張死亡證明書。

我幾乎是屏息聽著這位「新手爸爸」的淚語，無法想像才從我手中接過的那可愛小巧的生命，現已再也不能哇哇大哭，不能舞動四肢，不能張眼探索這個嶄新的世界。我揩了揩濕潤的眼眶，掛上電話後，立刻前往醫院關心。

我的工作和生命息息相關，每週、每月不斷迎接著新生命的到來，但很多時候，我仍覺得自己對生命連一丁點的理解都沒有。就像掛上電話的那個時候。

為了保護佩珺一家和我自己，我遵照醫師指示在兒童健康手冊上註明嬰兒在母體內便已有 IUGR 的狀況，避免外界指責父母和我為何不夠小心，也避免法院懷疑父母是否有照顧不當的情形。

幾天後，警察、檢察官和衛生所醫護人員等一夥人前往佩珺的住處了解此案，我也一同至其家中協助。客廳裡，氣氛哀戚又冰冷，而這些所謂的官員們板著臉孔，雙手交於胸前，一臉興師問罪的模樣。醫師首先說道：「根據屍斑顯示，看起來像是窒息死亡。」一句話道出他的懷疑——你們是不是沒顧好小孩？怎讓他因「窒息」過世？

承受喪子之痛已苦不堪言的佩珺，此時忽得面對這莫須有的嚴重指控，她一瞬間發了瘋似的嚎啕大哭，哭聲震天價響，傢俱都微微晃動了。我忍俊不住，瞪視著那醫師，嚴肅說道：「證據不足，你不能這麼說。初生嬰兒發生猝死（Sudden Death）的例子時有所聞，況且，他在母體內的條件就是比較差了。」我一面說，一面搬出艱澀的醫學專業術語嚇唬他，讓他不敢再胡亂臆測。

說這話是相當傷人的。佩珺剛失去孩子，已比誰都痛，現下還將「孩子死亡」咎責於她，要她情何以堪？

她還在啜泣，但哭聲小了些。

做為助產師，我無法讓佩珺的孩子起死回生，可是，為不實指控做一些澄清和真相還原，應還辦得到。

見我如此堅定，其他官員也不好再說什麼，為事件做了簡單記錄後便告辭離去。也好，給佩珺夫妻倆一些空間時間，好好收拾殘破的心。

整件事就這麼暫告一段落。後來，佩珺和丈夫搬離了這座他們曾熱愛的城，另到他處謀生；再後來，我也沒了他們的消息。

* * *　　* * *　　* * *

在我遇過的特殊案例中，死亡是其中最重大的事件。除此之外，我也曾遇過出生後才發現其為唇顎裂患者的寶寶，在安慰家人這可治癒的同時，陪伴他們坐上計程車前往醫院確診及就醫。

醫學發達的今日，女性於懷孕期間總要做上一次又一次的疾病篩檢，地中海型貧血、

SMA 脊髓性肌肉萎縮症、唐氏症……等，但即使如此小心翼翼，意料之外的事仍有可能會發生。有些時候，我會禁不住自問：上天若已安排好人生的所有歷程，做或不做這些檢查，究竟會有什麼差別呢？

然後，我又來到了海邊。那海和那藍依舊。空氣裡灰塵散射著陽光，將海面鋪上一層金粉。大海廣闊，展現著它的美和迷人魅力，在我每一次望向它時，給我撫慰、平靜、力量，和不知可否稱為啟發的一些什麼。

生命多不可測。在造物者的面前，人類多麼渺小，多麼無知，除了敬畏，我真想不出還能以什麼態度面對祂。祂的殘忍，祂的和善，許多時候根本無從解釋。

六個月後，佩珺再度和我聯絡上，她告訴我，自己又懷孕了。我當然是為她感到相當欣喜，可這欣喜不免也帶著一點心疼。我猜想著，所以，寶寶是不是也和我一樣心疼媽媽，才從天上一躍，回到媽媽的腹中了呢？

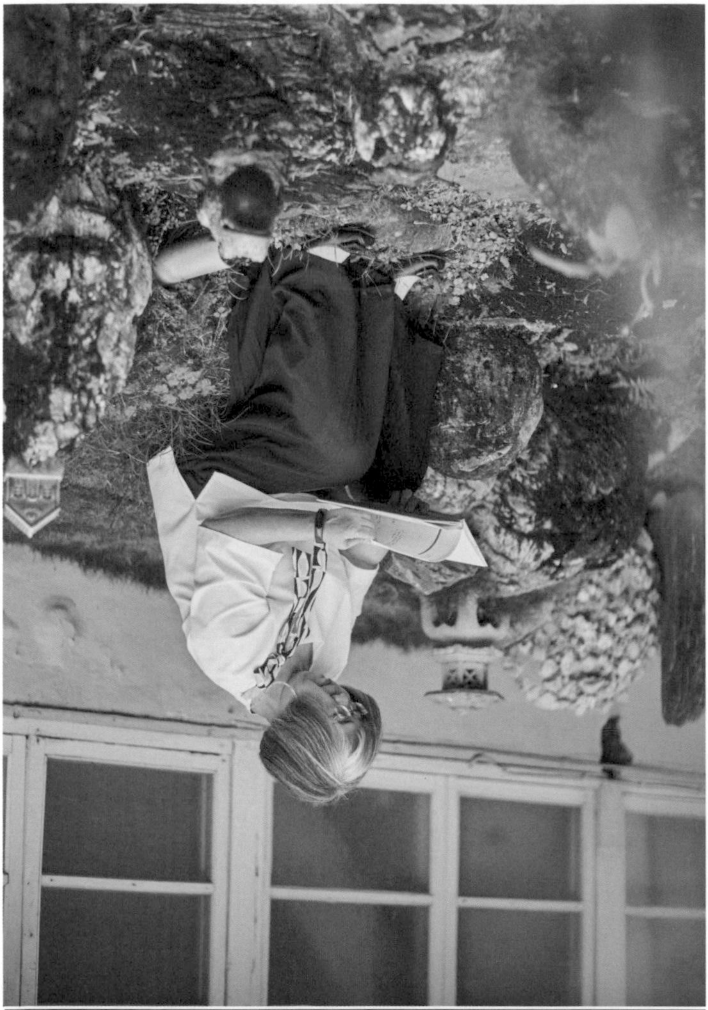

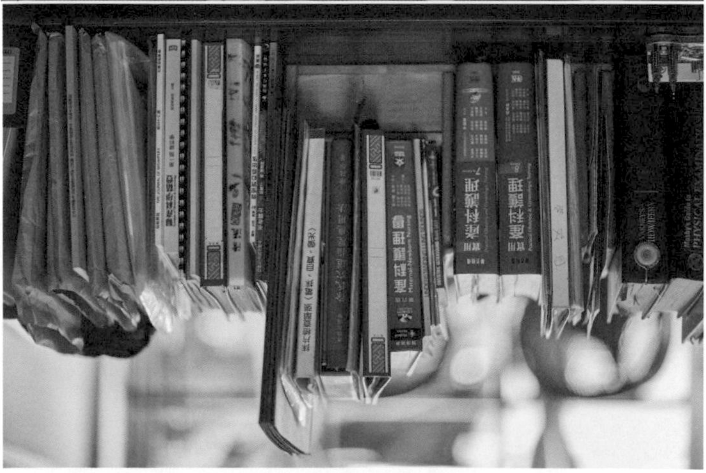

擁抱之拾陸——不只有生產的那一刻

我之於產家，有時是助產師，有時是諮商心理師，有時像朋友，有時又似親人。

「明秀姐，請問我可以去游泳嗎？」

話筒那端傳來一陣熟悉，是雨華清脆有朝氣的嗓音。好一段時間沒見，打來也不陌生，一開口就詢問我可否游泳，身邊還不時傳來孩子的稚氣言語。

「身體最近的狀況如何？還有惡露嗎？停了多久？若惡露剛停，建議還是在岸上看著孩子，先不要下水喔。」我答道。雨華剛生完不久，請先檢查確認子宮完全復舊，不論如何謹慎點都是好的。

雨華笑著答好，閒聊兩句後便掛上電話，出發遊玩去了。

聊著普通的瑣事，商量著看似不重大卻足以造成煩惱的猶豫，像這樣宛如母女間的家常對話，時常出現在我和產家中。因為曾有過最近距離的生產接觸，我和產家之間的關係比起一般的「醫病關係」更多了一些無形的情感聯繫。

產前或產後，產婦總是會提出各式各樣的問題來請教我，問題五花八門，眼花撩亂，除了婦嬰問題外，還加上家中其他成員的問題，好比姑嫂衝突，婆媳相處之道，夫妻溝通問題……有時連我自己都覺訝異且好笑：這樣的問題怎會問我？然而，如此被深深相信著是多不容易。因此不論如何，我皆會盡己所能回答她們的問題或提供諮詢管道。畢竟，為產婦所依賴，是具有某種使命感的。

事實上，助產一行並非如一般人所想，在生產完後的那一刻，就結束了所有工作。很多時候助產師肩負的重量，是比大家所認為的再多一些的。我猜，所謂「甜蜜的負荷」就是這麼回事吧。

我曾陪著產家至財團法人法律扶助基金會處理孩子的「父親歸屬」事宜；曾帶著產婦進月子中心簽寫切結書，保證其狀況良好在生產三天內住進中心沒有問題；也曾提供想親餵母乳的媽媽一些具體建議。對那位拿晚熟成的稻穀比喻自己生產進度過慢的巧欣還有印象嗎？她也是被我拖著壓著拉著挽著，才勉勉強強進醫院產檢的。

產家在生產之外所需諮詢的林林總總實在不勝枚舉。大體而言，在能力所及處，我都會盡量協助他們，讓他們在這段人生的巨大轉變期內，能適應得更順暢無礙。

＊　＊　＊　＊　＊　＊　＊　＊

而宜芳則是在產後得了乳腺炎，我陪著度過了一段難熬的時期。

當時懷著第二胎的宜芳，其實生產過程相當順利，總產程僅費時九小時。我在她生產當天一早八點接到電話，趕至她家為其內診時，就發現子宮頸口已開三公分。很快的，宜芳在下午時分就生下了她的寶寶。

原以為這個案就此完美結束，我卻在其產後第九天的週末早晨，接到了宜芳傳來的訊息：「老師，假日打擾了，不好意思。請問乳頭裂了有無建議的處理方法？此外，我現在輕燒三十八度。」

宜芳發燒了，且還認定三十八度為「輕燒」。產後發燒不可大意，我回覆她：發燒需謹慎處理，有可能是乳腺炎，先試著暢通乳腺——調整寶寶吸吮方式並繼續餵奶以排出乳汁。若無改善，再去給醫師看看，特別要注意別釀成乳房膿瘍。對了，記得要餵腫脹的那邊喔。

第二天我再關心宜芳的狀況，她告訴我，試著多幾次的疏通乳腺後，乳房腫脹感雖仍在，但燒退了。稍稍放下心的我，於是又安排時間前去探視。趁著一個空閒的午後，前往宜芳的住所探望，見到宜芳的精神好了不少，我才真正安心了。

其後十數日，我們仍保持著聯繫，我不時提醒她要量體溫，注意身體，保持體力。她倒也配合，時時向我彙報自己的身心狀況。

有人對我說：「這也不是妳的分內工作，做這麼多，有額外的報酬嗎？」

額外的報酬？我總笑答：有，也沒有。額外的金錢報酬當然是絕對沒有的，但無形的報酬卻滾湧如江水，譬如友誼，譬如信任。不過，做這些事可不是為了這些報酬的；畢竟為了得到友誼或信任去付出，反而什麼都得不到啊。

宜芳的狀況穩定下來了，本想事情終可告一段落。怎知過沒多久，產後第二十天，宜芳傳來令我驚嚇的照片——她的一邊乳房已僵硬如石，紅腫化膿，看起來既疼又痛。「我去針灸後，乳腺炎變嚴重了，只好吃退燒藥、抗生素。」她寫道。

至此之後，服用中西藥成了她的生活日常，前後為期約一個月的時間。我不是醫師，無法提供用藥指示，在此期間，唯一能給予的只有心靈支持。

我知道宜芳曾做過隆乳手術。以專家的說法而言，乳房整形和哺乳互不抵觸，現今科學亦無確鑿證據證明此二者有直接關聯，擁有人工乳房的產婦發生乳腺炎的機率看似並不會比較高。然而，乳房內的矽膠是否真的對哺乳、對乳腺阻塞一點影響也無，就不得而知了。

經過十多天的療程，宜芳終於擺脫了乳腺炎，尋回了許久未見的健康乳房。我也在一次次的接生空檔裡，關心她、鼓勵她，追蹤她的康復狀況，伴著她走了短短的一段人生路。

＊　＊　＊　＊　＊　＊　＊　＊

公私分明，是許多人對生活的期許——期許自己不把公事帶回家，期許自己將公與私領域切分乾淨。然而，當你的工作牽涉到客戶的私生活——例如像「助產」這樣的工作——時，要想將工作與生活分開，是絕無可能的。客戶和朋友間的界線早已模糊，而我，亦早已習慣於這樣的模糊。我之於產家，有時是助產師，有時是諮商心理師，有時像朋友，有時又似親人。

我的助產所內常會有當季的食物、水果，也常會有新舊產家進來寒暄聊天。他們或者是路過，或者是將這兒做為旅行途中的一站，或甚至是專程來訪。

花蓮這麼遠，何必這麼費時費力？我總會笑著問。

「明秀姐，我們就喜歡來您這喝茶、喝咖啡，不知為什麼，您這兒的茶和咖啡就是特別清甜、好喝。」唉呀，這麼可愛荒謬、令人哭笑不得的理由，能不接受嗎？

我時常覺得，陪伴產婦們歷經懷孕、落紅、陣痛、生產、育兒等種種過程，彷彿參與了一場「和平的戰爭」，其中沒有流血打鬥，沒有仇視對抗，有的是緊繃戒備、辛勤流汗、革命情感的建立，以及戰後的歡呼。因為有過這麼些「攜手面對」的過程，我和產婦們的親密感有時是外人難以理解的。

畢竟，我們曾一同經歷人生中那最重要的時刻，有些難捱卻充滿期待的特別的時刻，那麼深刻，那麼感動，那麼難忘，又那麼輝煌。

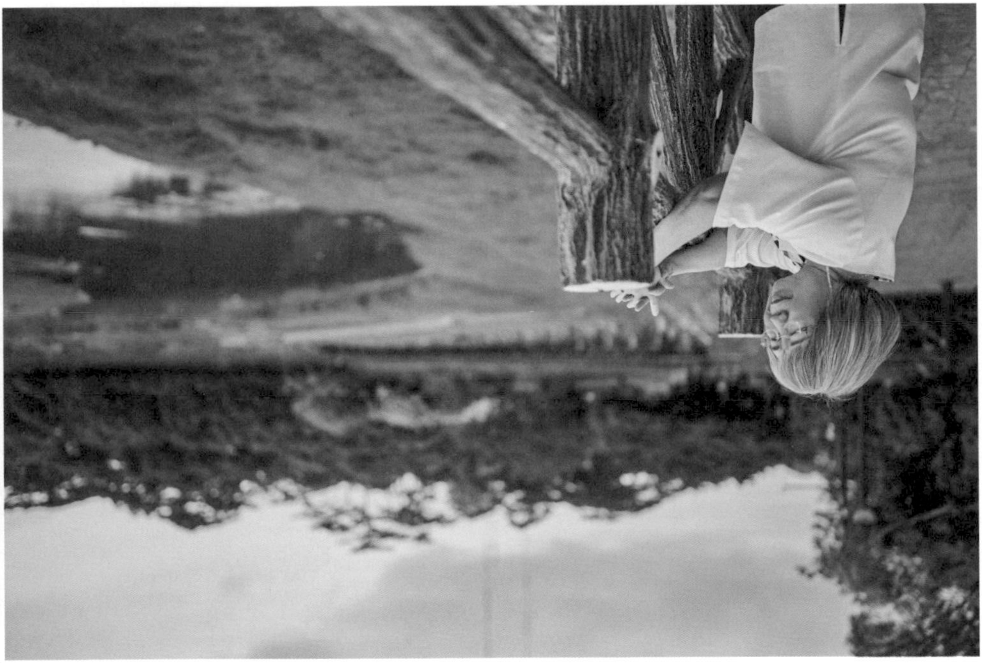

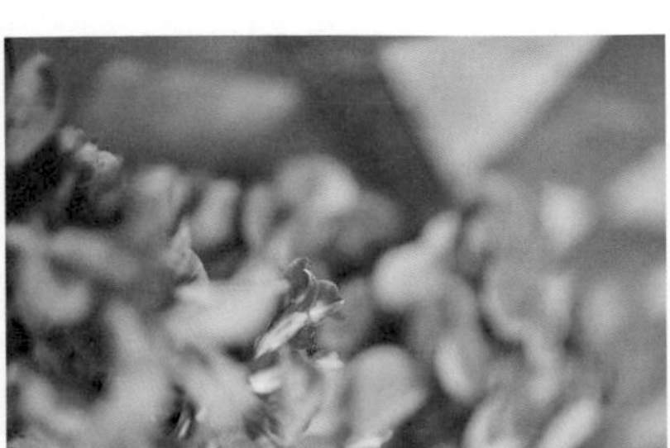

擁抱之拾柒——充滿成就感的時刻

每一個產婦的笑容，每一聲初生兒的啼哭，都是我充滿成就感的時刻。

之一

她等了孩子好久。

歷經許久的陣痛，她的表情猙獰，看起來痛不欲生。

雖說初產婦花的時間本就較長，但超過三十五小時，這實在太久了，我感到有些不對勁。

彎身一摸後發現，不對，孩子胎頭的位置不對。

或許是因尾椎[1]曾受過傷的緣故，那兒可能因骨折癒合不良造成假性關節出現，和傷前不一樣了，沒能騰出空間承載胎兒的體積，我猜想著。

望向她疼痛的掙扎的臉，我思索著，將手放至她的身後。

輕輕施力壓下尾骨，再要她稍稍挪動姿勢。

然後，空間騰出了，胎頭正了，就這麼神奇的，寶寶順利出生了。

那關鍵的按壓，像球賽的再見安打，賽程結束，她終能欣喜地抱著孩子享受「成功」。

而所有漫長的等待，對尾椎曾受過傷的害怕，對胎頭位置不正確的擔憂，也在霎那間化為烏有。

1 尾椎係由四塊退化椎體的聯合體形成，它的近端以纖維軟骨和薦骨連接，懷孕後此關節之活動度會增大，尾骨可向後活動，讓胎頭通過骨盆外口時，能有更大的空間。

之二

他們其實不緊張，我也不。

我的知識和經驗都告訴我，懷有臀位胎兒的母親仍可進行居家生產。

她痛苦但堅定地呻吟著，丈夫和孩子和妹妹和寵物都在一旁陪著。

快出來、快出來了，我說，話才剛出口，寶寶的屁股便碰的一下滑了出來，帶著黑濃濃的胎便和一層薄薄的包覆全身的羊水袋。

我一手抓牢寶寶的頸背，一手扶起寶寶的胸膛，順勢自母親體內帶出寶寶的頭，謹慎、快速、細膩。

多年來積累的技術結晶，全在那一秒使上了。

而鮮紅的血和響徹全廳的號哭幾乎同時噴發出來。

我見到丈夫摟著她，她倚著丈夫，他們看著孩子，那開出的微笑像雨後的荷葉，隨時會滴下感動的淚。

之三

我握著她的手問道，內心有沒有什麼過不去的事，可以告訴我。

她的產程一直沒有進展，在超過十小時的等待後，子宮頸口僅從五公分開至八公分。我禁不住想：之前，發生過什麼事嗎？

她沈吟了一會，才開口道，懷孕初期時醫師要她放棄孩子，理由是她服用了催經藥。

我怕，怕生出不健康的孩子。她說。原來，這是她不敢和孩子見面的原因。

不用擔心，催經藥就是安胎藥，很安全的。我說。

她遲疑看著我，我向她點點頭，她這才放鬆下來，陣痛遂逐漸強烈。

我還記得那間天主教堂。在她長時間的陣痛，受不住產程的遲滯時，我陪著她去走走的。教堂內，我們瞻仰聖母，聖母安詳望著我們，接著我們低下頭合十祈禱，祝福寶寶平安出生，祝福母親更有力量。

到了隔日凌晨四時半，她生下了她的孩子。

歷時兩整天又一小時。

每一個產婦的笑容，每一聲初生兒的啼哭，都是我充滿成就感的時刻。這成就感不同於考試滿分或升等加薪，它和生命是如此貼近。

想盡辦法照顧產婦的身心，從生理（按摩、溫灸、沖泡熱水等）和心理（陪伴、鼓勵、穩定心情等）上引導她們產下孩子，是我的職責、我的任務，也是我對自己的期許。產婦在生產過程中難免遇上或大或小的挑戰，有的需要緊急送醫，有的需要心理支持，也有的需要和時間「長期抗戰」。

許多人常問我：接生是怎麼一回事？在生產過程中，妳如何知道下一步該做什麼？如何知道怎麼推進產程？萬一產婦的產程卡住，怎麼辦？接生的訣竅究竟是什麼？事實上，接生沒有訣竅，有的只是經驗和專業的累積，以及對自我精進的執著。

接生的最開始，必須觀察產婦的身心，判斷其產程進行的程度。通常，當能由外觀——如產婦的表情、外陰部脹大的情形等——判定產程進行的狀況時，我便不會內診；若非得內診，我的目標必定清楚，手必定輕巧。我會小心翼翼將手探進產婦的身體裡，並告訴她們我接下來要進行的步驟，讓她們因知道而放鬆。不僅如此，在檢查不同部位例如子宮頸、骨盆或羊膜時，我也會用上不同的力道和不同的觸摸方式。

有時產程自然地便順利前進了，有時產程會遲滯不前。當產程停滯時，我會冷靜探究，究竟是胎位不正（寶寶在媽媽肚內找不到路）、產婦不夠有信心、或其他原因。我能「摸」出胎兒的位置，熟知調整尾骨可騰出給胎兒的空間；敢為懷有臀位胎兒的產婦接生，懂得小心接出寶寶的頭部，便是觀察加上豐富的接生經驗所致。在這行業中，接生的「手感」是極其重要的。

對助產師而言，從生理面上的技術能力，到心靈面上的悉心關懷皆不可少。因此，在心靈層面上給予產婦穩定的力量，讓她們相信自己、相信腹內的孩子，是產程裡更為重要的另一部分。

以話語、以行動表達關心和肯定，能讓產婦發揮意想不到的潛在力量。有的時候，我會隨著產婦的信仰與她們一塊誦經或禱告；也有的時候，我會牽起產婦，到戶外、到無人的街上、到寧靜的海邊散步，以「放鬆」和「移動」來幫助產程進行。

我隨身攜帶著自己的接生小偏方：遇上恐懼的產婦，陪她們談心，給她們鼓勵；遇上堅定的產婦，適時推她們一把，把生產的權力交還給她們。「妳覺得自己幾點會生？」便是我慣常對臨盆產婦使用的話術。這句話的力量不可小覷，產婦們在聽到這問題時，很快就會脫離對我的依賴，站回到生產的主動位置來回答問題（鮮少說出「我不知道」這樣的答案），不僅如此，她們說出的時間甚至往往和其後的生產時辰不謀而合。看起來，母親與孩子的心有靈犀終究是存在的。

在該柔軟時柔軟，該堅定時堅定，就是助產一行中最上乘的藝術。

不敢大言不慚地誇口道我是最傑出的助產師，但從產家的回饋及與我的交流裡不難發現，我確實將生命的熱情奉獻在這份工作上了。而助產的所有成就感，就埋於盡力之內，藏於用心之中。

那其實是個極其普通的硬質檔案夾，有著海藍色的外殼和數十頁的透明內頁袋。但是，原該擺放各種資料的內頁袋裡，卻存著一份份的小禮物：明信片、彌月照片、親筆卡片和剪紙勞作。

裡頭全是產家對我的真心感謝。

明秀姐，祝您母親節快樂。

明秀姐，小寶貝滿月了！

明秀姐，改日再去找您喝茶聊天。

明秀姐，謝謝您給了我永生難忘的一天。

親愛的明秀姐，真的謝謝妳一直專注在自己喜歡也覺得有意義的工作上……謝謝妳的存在，有妳真好。

明秀媽媽，感謝您這段孕期的照顧，二十四小時待命，並解決我們的問題……希望第二胎也請您接生。

Dear 明秀阿姨，謝謝您的陪伴，讓我們可以順利迎接小米弟……祝有美好的一天。

我的產家老覺得我給了她們巨大的生孩子的力量，殊不知這些力量她們早已存在於體內，我不過是帶領著她們挖掘出來而已。歸根究底，真正給力量的，是她們啊。是她們的這些誠懇的謝意，給了我在助產路上不斷走下去的力量。

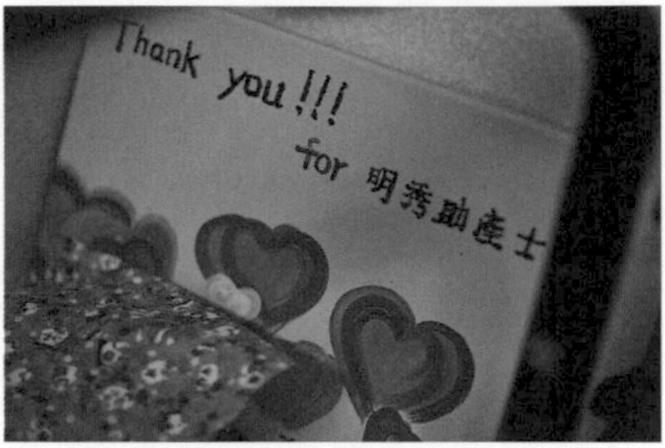
Thank you!!!
for 明秀助產士

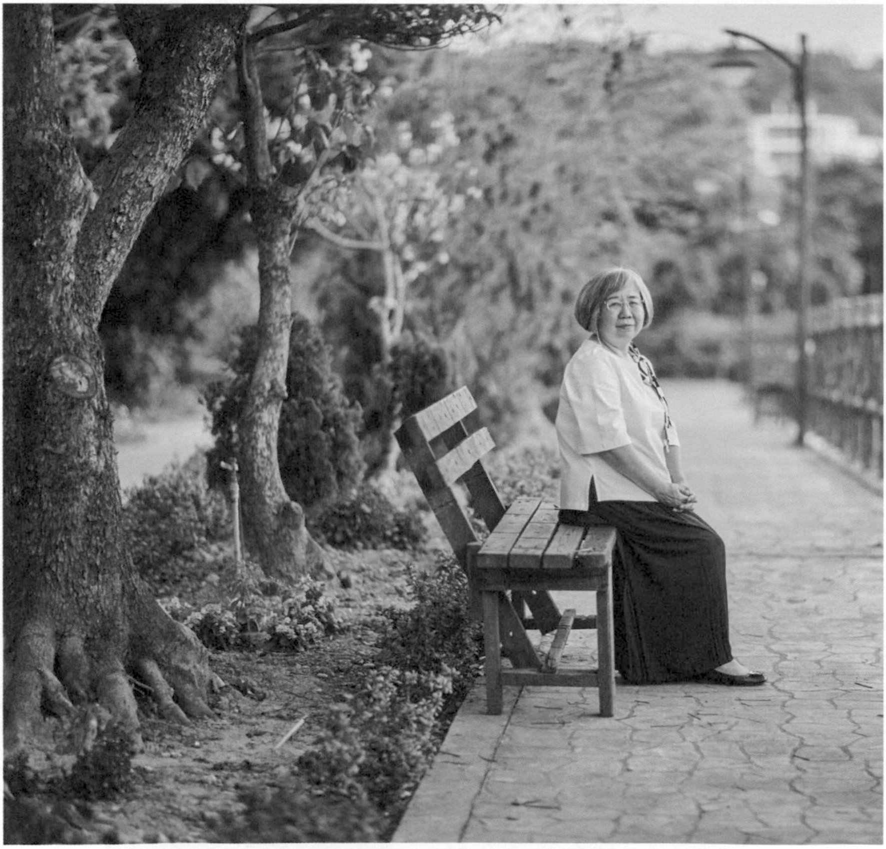

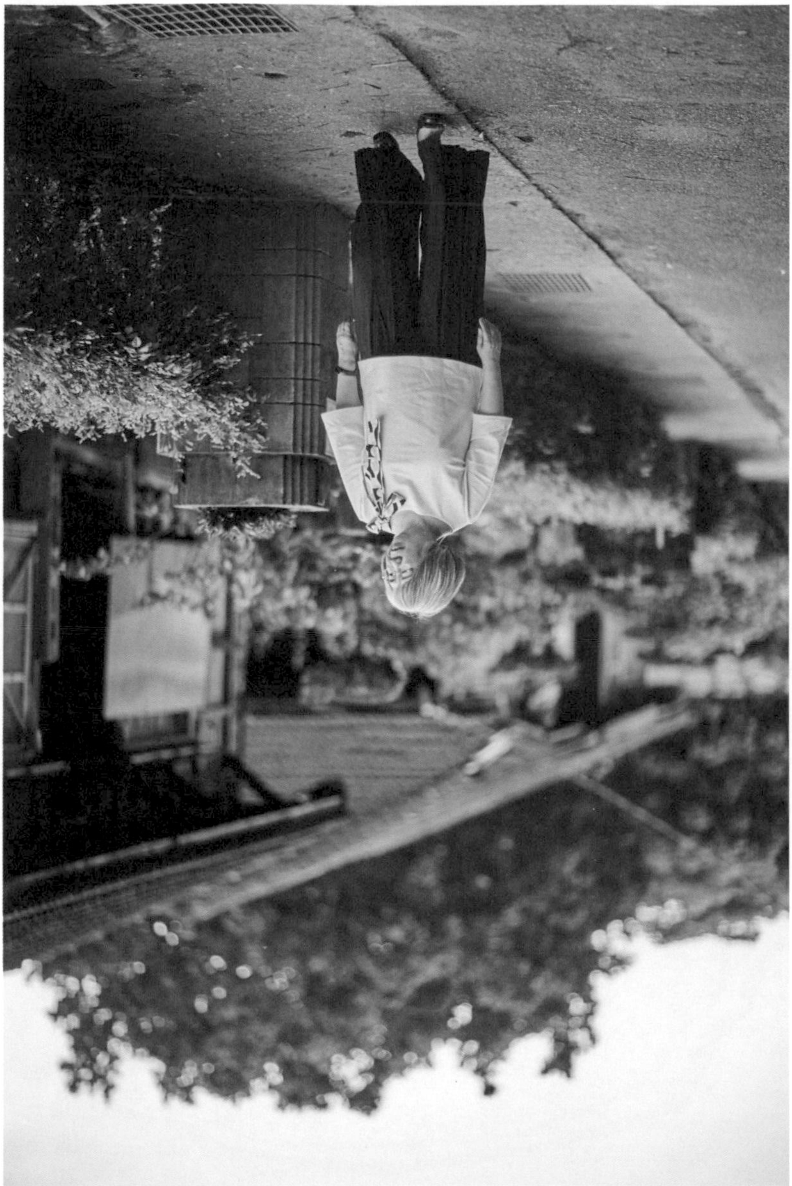

擁抱之拾捌——人生百態盡收眼底

何不放開心胸，當個觀察者，看看這世界的形形色色，感受它的多樣化和豐富性？

之一

她的臉上暗影閃動，開闊的天地就在腳邊。

我從沒有過這樣的經驗，身著厚重的大衣在颼冷的野外為人接生。

我們站在亂石和泥土之前，那一方水泥地之上。地上火光灼灼，僅有木材燃燒的一點溫度和光亮。即便如此，寒風依然刺骨。

我望向眼前那隆起的肚腹，思索等會寶寶出來時，究竟會不會冷。

他們倒不擔心。他們說，孩子來自於自然，就讓他在自然中出生吧。

在疼痛陣陣襲來之際，我訝異於她過於鎮定的臉。那鎮定彷彿宣示著，她早已是曠野的一份子。

然後，在蟲鳴鳥叫的陪伴下，在丈夫的臂彎內，她生出了孩子。

那麼通紅那麼迷你的身軀，在天地間放聲大哭，哭聲那樣堅韌、那樣豪氣。

我拿起毯子，趕緊將孩子包了起來。

火焰還在照著，他夫妻倆捧著孩子，像捧著一尊易碎的瓷娃。

而我還在想著，什麼時候要進屋內呢？

之二

她稱陪產的男子為「她的男人」。

為了這次生產，他們準備了攝影機，記錄生產過程後，還搭配剪輯音樂。

影片很精緻，「強壯的男人」這樣的稱呼不斷在旁白中出現。

從畫面上看起來，像是一對老夫少妻的組合。他們聊天，也輪流玩生產球，男人為她擦汗，陪她「慢舞」，在她陣痛得受不了的時候，細心攙著她。

宛若是她永遠的依靠。

一直到影片的最後，可愛的寶寶呱呱墜地之時，男人的身分仍是個謎。

是丈夫嗎？又或者，其實是父親？

不，都不是的。

他是男朋友。

而這位年輕的媽媽，是個第三者。

之三

經濟或許是她拒絕進醫院生產的重要理由之一。

因為她的生理狀況，我許早之前就建議過她，找間好醫院生孩子吧。

然而直到生產的前一刻，她才告知我，孩子快出世了。

我根本來不及做任何準備，她亦然。來不及進醫院，來不及等我趕去，她的丈夫和朋友，就靠著我的視訊指導，幫助她生下了孩子。

那其實是有些緊張的一刻。

——雙手在外陰部邊接下寶寶，順勢帶出他。要輕巧，又要準確，還不能拉扯到臍帶。

我幾乎是屏息看著她以蹲姿生下寶寶的，會陰絲毫無裂傷。

當螢幕那端傳來輕聲的歡呼、道謝和洪亮的啼哭時，我才鬆了口氣。幸而一切順利平安。

我隨後便到宅處理後續，而那名健康的新生寶寶，也在我的見證下，蓋上了紅腳印。

* * *　　* * *　　* * *

而後，之一

後來，我帶了毛毯和糧食過去。

想過最原始的真實生活，他們拒絕了親人的冰箱，也拒絕了我的暖爐，毛毯和食物倒是收下了。

沒有現代化的設備，在我（和多數人）的眼裡，他們過得實在太苦了。

但那個在野外出生的寶寶，卻意外地長得比想像中更好。

所以，或許他們並不覺得苦。

或許這就是他們要的生活——帶著孩子在山中成長，不依賴各種電器地成長。

我們總是太習慣，用自己的標準去衡量他人的生活。

離開前，我借了廁所。從戶外的廁所走出來時，我見到水池中佇立著一枝秀麗艷紫的荷花。

荷花張瓣恣意盛開，加襯以圓綠荷葉，在藍天下展現著生命力。望著那美不勝收的景致，我禁不住想：在這兒成長的孩子，將來會變成什麼樣子呢？

而後，之二

她和男人抱著孩子，出現在助產所的門口。

剛好來花蓮玩，順道來拜訪您。她笑著說。

寶寶真可愛。我說。伸手逗弄著那嬰兒，抬頭問道：你們好嗎？

很好。她的笑裡滿是甜蜜。

男人也笑了，那笑卻有些疲憊。

我邀請他們進屋聊聊，不知不覺就聊了一下午。

她說，男人無法一直陪在身邊，所以想生四個孩子。

男人皺眉：四個孩子？教育可是個大問題。然後他看向我，露出「妳幫我勸勸她」的求救表情。

我附和著男人，想的也是教育問題——孩子長大後，要怎麼向其解釋父親欄上的空白呢？

那天下午結束之前，我們的閒聊仍然沒有結論。不過，他們也並非來花蓮找結論的。

我不知道，他們會如何度過接下來的人生。

畢竟，生命從來都是充滿意外，而且沒有結論的。

而後，之三

那天，我收到他們寄來的卡片。

卡片是用照片製成的，照片裡，月子未做滿的她半裸著懷抱孩子在溪邊感受水的溫度。

看起來那麼愉快、自在。

明秀媽媽，在野溪裡給妳滿滿的祝福與能量。繼續溫柔接生呷百二！

卡片這麼寫道。

多麼善良。

雖然臨盆之際才通知我要生產，雖然硬不去醫院，雖然月子內帶著孩子「戲水」，她啊，雖然總是做出種種令人擔憂的行為，我還是忍不住對著她的文字莞爾一笑。

多麼真誠而充滿關懷。

*　*　*　　*　*　*　　*　*　*

在數十年的助產生涯裡，我見過許許多多的產婦及產家，有的正如前文所述，令人印象深刻且難以忘懷。在室外接生、為第三者接生、為不願去醫院的產婦視訊接生……這些那些的狀況，有時確實讓我感到混亂、矛盾和衝突，不知如何自處。

怎麼做才是對的？好的？我是不是該告知產婦戶外生產存在一定程度的風險？該規勸產婦不應破壞別人的家庭？該強烈堅持需進醫院就進醫院，否則我不會給予任何幫助？

我的工作該做到什麼程度？那條隱形的界線在哪裡？

日子一天天逝去，年復一年，我終於逐漸理解到，我的職業是助產師，不是道德評論家。我無法干涉產婦的生活方式，無法評論產婦選擇的伴侶，更無法強制為產婦決定生產地點；我能做的，就是盡力協助生產，維持最大安全，確保母子母女均安，如此而已。那麼，何不放開心胸，當個觀察者，看看這世界的形形色色，感受它的多樣化和豐富性？

當然，有的時候，我仍不免為某些產婦捏把冷汗，但也就僅止於此了。能建議的，該告知的，我一定都不會缺漏；只是最終，需要為她們人生負責的，還是她們自己。

放寬心後，我發現自己更能開闊地接納這些差異，將人生百態盡收眼底。

於我而言，是多大的收穫。

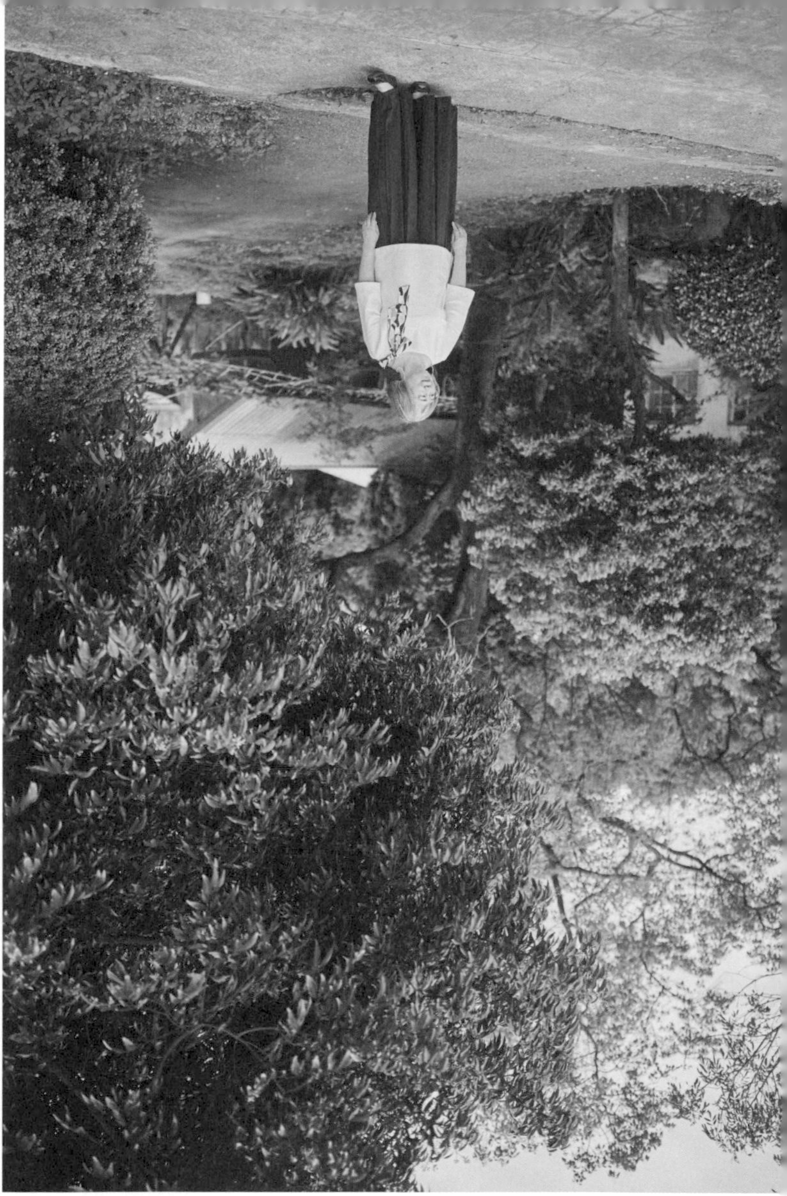

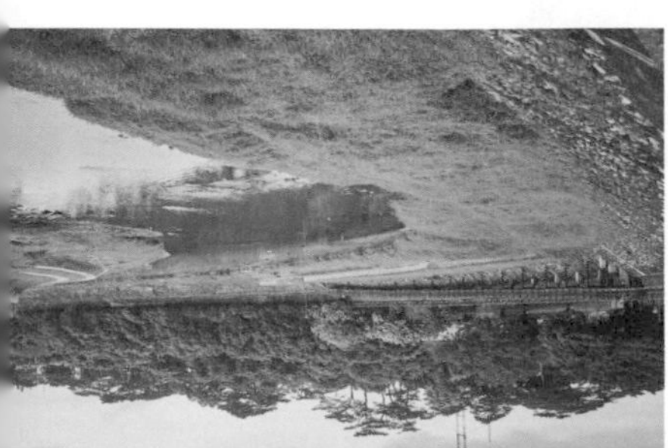

擁抱之拾玖——堅強的後盾

何其幸運，能擁有如此理解我的家人。

那天，我在助產準備所需的接生工作箱外，又準備了另一只箱子，將稍晚要穿的禮服裝入，就這麼扛著前往產婦的家。

因為幾小時後，我得參加小兒子的婚宴。

而同天的一大早，產婦就捎來腹痛的訊息。我心想，興許是快要生了，立馬搭上清晨第一班火車北上，絕然放下已安排好一同北上參加小犬婚宴的親友團。既然婚宴在中午，在早晨的空檔去訪視一下吧，若恰好遇上產婦真要生產，就為她把孩子接出來；若評估她還有段時間才要生產，就參加完婚宴後再過去一趟，這位待產婦請了一位護理師在身邊，我離開一陣應無大礙。

門外天晴，無風無雨。伸手招攬計程車的我，看起來就像是個待赴機場的旅客，所不同的是，我身邊的行李箱內裝的不是旅行行裝，而是婚宴禮服以及準備的接生工作箱。帶著禮服拜訪產婦，還真是頭一遭。

到達產家時，產婦還在痛著，擠出了微笑迎接我的到來。稍作檢查後發現她子宮頸口還未開，我便又急忙離開趕著參加兒子的婚宴。

有一瞬間，我感到自己彷如趕場的明星。

婚宴的進行十分順利，開場舉杯、中場敬酒，賓客的歡言祝福，兒子媳婦的幸福笑容，一切都如此尋常且美好，除了不遠的他處有個還在等著我的待產產婦。

充分享受過婚禮後，我在惦念待產產婦的情況下，和丈夫兒子說了一聲，悄悄換上便服又再度趕至產婦的家。後來，娃娃當然是平安健康地生下了，望著那嬌小天真充滿靈氣又安詳的臉龐，我思忖，雖然沒有和兒子媳婦一道送客，卻也值得了。

* * * * * * * * *

是的，在兒子婚禮當天，我還趕著工作，趕著為產婦接生。這就是我的職業。在不影響家庭生活下，服務最多的產婦，就是我對自己的期許。我不願錯過孩子的人生大事，然也不願讓信任我的產婦失望；沒錯，在行程的銜接上，在時間的安排上，確實有些過於緊湊，但身為一名助產師，這就是我的生活日常，是我必須接受的挑戰。

而我何其幸運，能擁有如此理解我的家人。

兒子深知我的工作性質，對於婚禮前我拎著行李箱前往確認待產產婦狀況，婚禮後我提前離去為產婦接生，一點意見都沒有。他懂，他都懂，我不必解釋什麼。

相類似的事情也曾發生在媳婦的音樂會上。

那日凌晨，我接到產家的通知，原本要進醫院待產的產婦，忽然快要生了！「可否麻煩明秀姐前來協助呢？」他們問道，「已經來不及趕去醫院了。」擔心產婦在家中沒有專業人員從旁幫忙，一時又找不到替代人選，放下稍晚要北上參加的媳婦畢業音樂會，我匆匆趕至產家查看情形。然而產婦生產速度如此之快，我到達時寶寶已接近臨盆了。接生後立即為產婦做產後處理的我，發現其出血量過大，打了點滴直到脈搏血壓穩定，並且安排護理師在旁監測生命徵象後，我便又急忙趕往台北參加媳婦的畢業音樂會。

上天眷顧，產婦情況無礙，畢業音樂會也趕上了。

音樂會結束後，在淅瀝的滂沱大雨中，我搭上了火車，又返回探望產婦，而再到時，都已深夜了。帶著些許疲憊確認產婦恢復情形良好後，我這才放心回家休息。

為了兼顧家庭與事業，我的生命腳步總是匆匆。但盡力做到最好，是我對自己、對親人、對產家的承諾。其實，我打從心底深信，當時即便我因接生而延誤音樂會的參與，兒子媳婦也不會怨我怪我的。弔詭的是，正因著這份相信，前往產家關心、協助的我，才得以心無罣礙。

就是如此。我的家人們總是以支持的態度尊重我的職業，信任我的決定。

* * * * * * * *

當然，我最要感謝的還是我的丈夫。一直以來，他都是我身邊最「力挺」我的「友伴」。那些接生的清晨、黑夜，是他接送著我，從產家到車站，從車站到機場。我時而忘漏的病歷或生產用具，也是他幫著我快遞送達。我們會用 Facetime 相互溝通，他會從螢幕中聽取我的指示，一步驟一步驟地在家中找到我遺忘的東西，提拿後再送至產家。有次我在花蓮某產婦家中要為臨時生產的外地產婦視訊指導接生，也是他為我帶上電腦，讓我能在徵得花蓮產家的同意下，遠端協助另一位產婦生產。

有好些時候，我覺得丈夫就像是我的「專屬特助」。孩子上高中後，我又前往進修碩士（國立台北護理健康大學第一屆護理助產研究所），是丈夫的支持，讓我得以在工作家庭兩頭忙的情況下完成學業。不僅如此，在研究生涯逼近尾聲時，他還開車載著我環島台灣，尋找並訪問全台健保特約的二十四家開業助產所，讓我順利完成〈婦女接受開業助產士接生照護結果之探討〉的畢業論文。我常笑說，研究所的畢業證書，真的該撕一半給丈夫。

這樣說似乎過於老套，但今日我能在專業領域上有些許成績，丈夫功不可沒。我的丈夫為妻子的熱忱及事業感到驕傲，他甚至還準備了一本剪貼簿，將所有與我相關的報導、採訪等蒐集起來，做為完整的紀錄。

隨著我的年歲漸長，這些年來，越來越多人向我建議，年紀大了，辛苦了大半輩子，也該退休了吧。「不！」我老是搖搖頭，堅定地表達我的立場。在台灣，助產師仍未有正式編制，許多產家仍靠口耳相傳接觸助產人員；許多助產人員也僅能將助產做為兼職，而仰賴其他專業維生。在這樣的條件下，大環境還有極大的改善空間，我的使命亦尚未達成——

我又怎能退休呢？

更何況，我還有這麼支持我的家人，這麼堅強的後盾！

我總是信手就能捻來那些個假日午後——孩子媳婦帶著孫子孫女回到家裡，一家人圍繞餐桌閒散地聊天談心，享受喧囂的天倫之樂。每每看著這些親愛的面孔，我都禁不住想：謝謝你們，讓我真正無後顧之憂地在產婦身邊貢獻所學，在這世上努力闖蕩。

而在使命完成之前，我都會一直抱持熱情，繼續迎接每一個與我有緣的新生命。

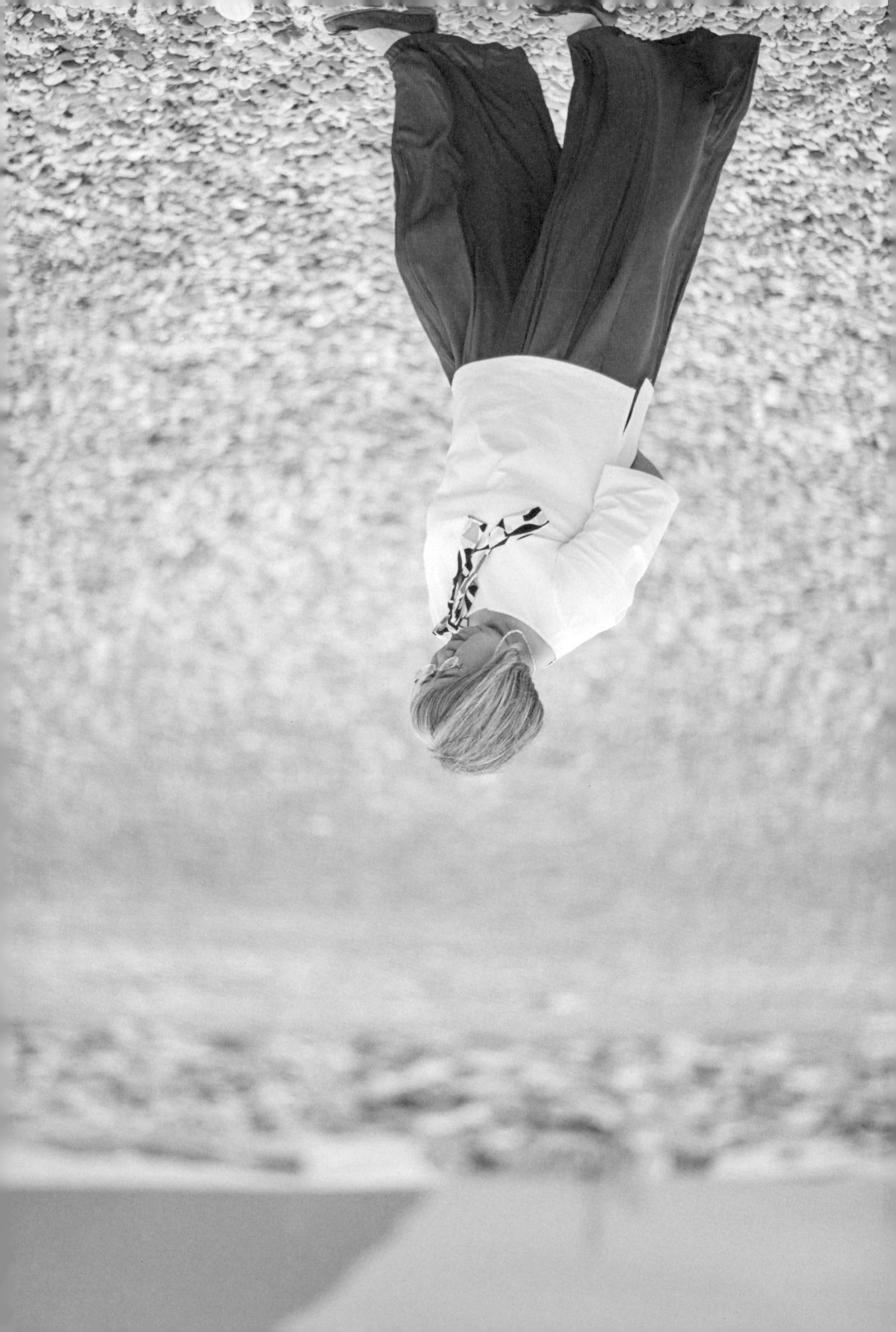

擁抱之貳拾——經驗傳承與公共政策

能將自身的經驗藉著生產現場傳承下去的我，又是多麼幸運。

聊了這麼多心路歷程以及選擇助產人員接生的產婦故事，相信大多數的讀者對台灣目前的助產生態還是沒有完整的輪廓；對於我一直不斷提到的「助產人員（包括助產師與助產士）需以正式編制納入醫療體系內」，應也沒有太多想法。

這麼說吧，這是個雞生蛋、蛋生雞的問題。

在台灣社會中，民眾普遍較信任「有制度的」醫院和「編制內的」醫師，在他們眼裡，這是一種專業的象徵。產婦進醫院讓醫師接生，是天經地義、合情合理、無需猶疑的決定。

依據中華民國一〇五年出生通報統計年報，選擇助產人員接生的產家僅佔總生產人數的0.07%，換句話說，以民國一〇五年出生的二十一萬個嬰兒而言，不到兩百個嬰兒是由助產人員接生出來的。我常開玩笑說，連急著在馬路上（指不在醫療院所及助產所出生者）出生的新生兒都比助產人員接出的來得多！

在這樣的現況下，助產人員的生存空間自然狹小，而因為助產人員的生存空間狹小，敢勇於自行創業的助產人員便少之又少。開設助產所的助產人員這麼少，那些欲尋求助產人員接生的產婦，往往需要舟車勞頓至外縣市與屬意的助產人員討論生產細節，助產人員也得全省跑透透地為產婦們接生。當產婦臨時出現產兆或發生緊急情況時，外地的助產人員通常亦無法第一時間趕去，而需啟動 **Plan B** 或 **Plan C**。簡而言之，我得承認，在這個海島上，整個助產制度的支援系統其實相當薄弱。

根據衛生署醫事管理系統一〇五年十一月底統計，目前全台擁有助產人員證書的人員共約五萬三千人左右，但辦理執業登記的助產人員僅二百零四人。依據中央健康保險署一〇七年底統計，健保特約的助產機構僅十六家，提供接生業務服務的卻只有七家。這七家助產所分別散落於新北、桃園、南投、高雄、宜蘭與花蓮（我本身），其餘助產所僅提供諮詢服務或做子宮頸抹片檢查。讀者們不難想像，這個生態圈是多麼微小且單薄，縱使擁有助產執照的人那麼多，真正以此營生、並將其做為志業的卻是那麼少。是以，對我來說，解決此問題的最佳方式，就是將助產人員納入醫院、衛生所……等正式編制內，讓助產人員成為醫療體系的一分子，在體制內為孕產婦及嬰兒的健康來守護。

如此一來，便可將生產的婦女與婦產科疾病入院的病人區分開來，更加保障助產人員的生存權與工作權，同時減輕婦產科醫師的負擔。更甚者，亦能給那些欲自主生產的產婦最完整的照顧：在生產時能被溫柔地對待，出了狀況時也有醫護人員在身邊，使用最先進的醫療設備提供協助。

許多歐美先進國家在「制度完整」這方面皆已有長足進展，而選擇助產人員為其接生的產婦比例也較台灣高得多，例如美國就超過 10 %，英、法、丹麥、瑞士、芬蘭、紐西蘭等國更是超過 60 %，就連毗鄰台灣的日本、香港，助產人員接生的比例也超過 20 %、60 %。在英國，助產師與醫師分工明確，低危險孕婦由助產師接生，產科醫生負責高危險妊娠照護。

事實上，台灣的衛生福利部也曾於二〇一四年嘗試推動過「友善多元溫馨生產醫院試辦計畫」，將助產人員納入醫院內為產婦服務。彼時共六間醫院參與試辦，分別為基隆、台北、桃園、台中、豐原和彰化等區域級以上醫院，但半年後計畫突然中止，直到媒體報導，才宣布因為經費不足，二〇一六年將縮減家數到三家，如今結束，僅剩桃園醫院一間仍在推動，因此，進入桃園醫院待產的產婦，能自行選擇由助產人員或醫師協助接生。各位猜怎麼了？桃園醫院在計畫內的三百餘名產婦中，接生滿意度高達九成以上[1]。

顯而易見，友善多元溫馨生產中止的原因並非助產人員的專業度不足，而是醫療體系內容納不下「助產人員」的角色。多年來，醫院的人力編制都是如此固定且分明，助產人員

1 資料來源：2016-12-23《民報》「溫柔革命／衛福部推動醫師助產師共照計畫」；感謝呂理政醫師提供諮詢。

之於醫院，就像是個外來的侵入者，工作職掌難以被定位，與一般護理人員的人力分配亦難以明確，更別提薪資給付這類問題了。

此外，多數助產系畢業的學生進入醫院工作後，主要仍負責護理類的事務，「助產」所佔工作比例極小，且助產後還不能申請健保給付（開業之助產人員在執行業務後是可以申請健保給付）。不難想見，待在醫院內只能從事護理工作的助產人員，會如何不知不覺地離助產的本業日益遙遠。

一個政策的成形，有賴各個部門的溝通和努力。而直至目前為止，醫院設置基準表規定：設有產房之醫院，得有助產師（士）編制至少一人以上；其人員同時具有護理人員及助產人員資格者，應優先以助產人員資格辦理執業登記；所以仍不認為編制「助產人員」有其必要性與急迫性，而被醫院以「助產」聘用的人員少之又少。因此，我認為**將助產人員納入醫療體系的正式編制內，是保障助產人員的工作權、生存權，並提升接生品質的最佳方式。助產人員和護理人員能相互幫助、彼此分工，也能讓更多婦女經驗到自主生產的溫柔。**

就歷史的縱深來看，「助產人員」是極古老的行業，沒落了幾十年，好不容易終於在「溫柔生產」的美好想法內，逐漸受到重視。幾十年來，我雖在爭取助產人員權利的道路上走了好久、好久，仍常覺得自己只前進了小小的一步。離「正式編制」的願景，似乎還有好長好遠的距離。

對新一代的助產師而言，雖然要面對的環境已較過去稍微進步，但相較於其他行業，卻依然艱困。是以，每每有年輕助產師跟著我一塊前往產家中見習時，我都會特別感動。願意在現實的條件下走入助產一行已不容易，在機會來臨時放下書本，積累實戰經驗，更是多麼難能可貴；另一方面，能將自身的經驗藉著生產現場傳承下去的我，又是多麼幸運。依據世界助產聯盟大會與國際婦產科聯盟在二〇一二年五月四日發出聯合聲明：「孕產婦與嬰兒的健康要靠助產師及產科醫師來守護，『尋求助產師共同照護』對產科醫師而言，是確保母嬰優質照護的有效方式。每位婦女都應享有專業合格助產師的照護，並在必要時能獲得產科醫師的協助，這是基本人權。」

所以，我格外希望自己能在行有餘力之餘為助產人員爭取更多的基本權利，讓助產制度真正能納入醫療體系的正式編制中。我願在能力所及之處，從各個面向推動助產權益，以助產師的身分進入醫院、衛生所、產後護理機構……等單位工作。終有一天我會退休、會離開，在這之前，我若能見到醫療體制的更完整，那麼我的使命及理想，也算是達成大半了。

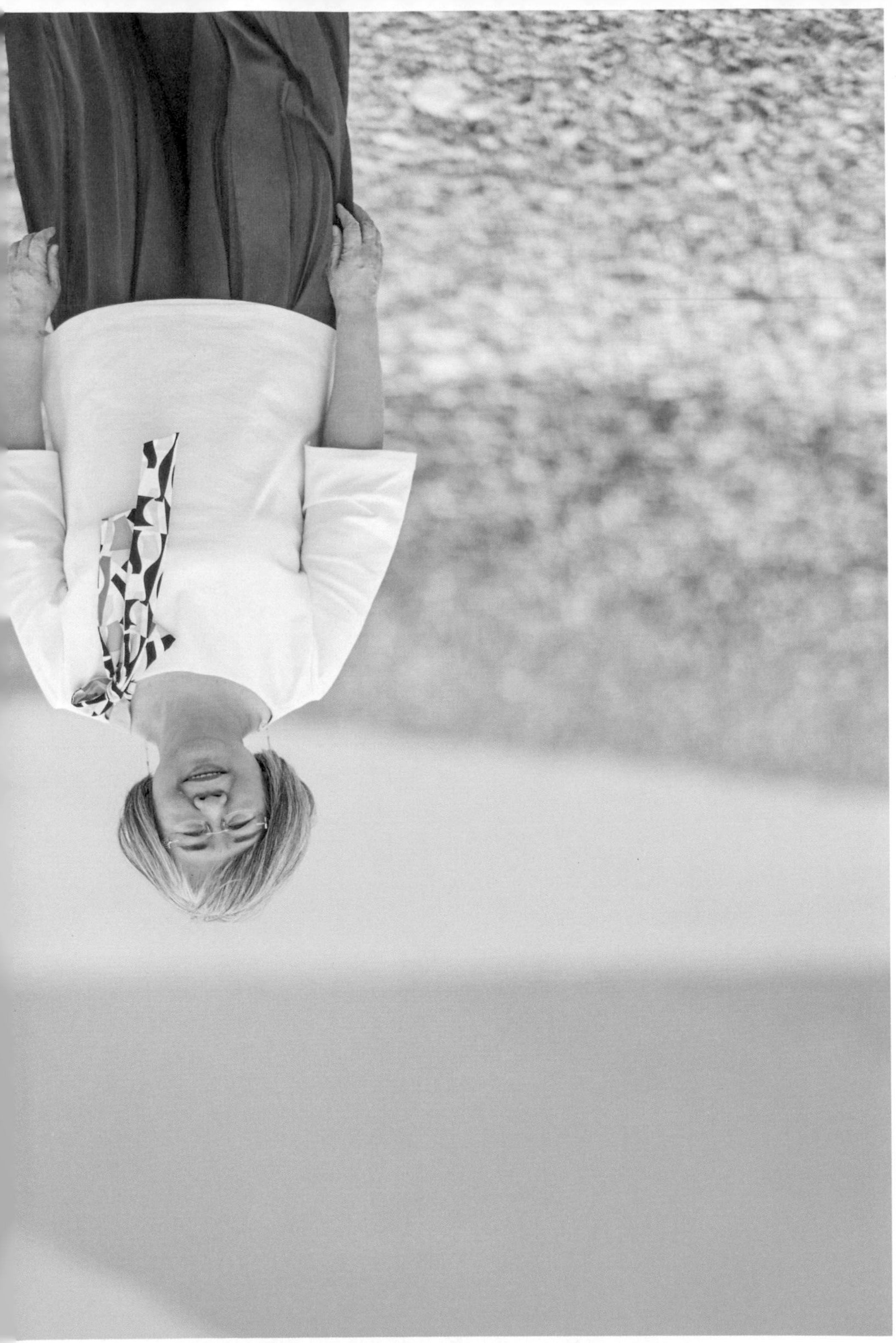

凱特文化 讀者回函

敬愛的讀者您好：
感謝您購買本書，只要填妥此卡寄回凱特文化，我們將會不定期提供您最新的出版訊息與特惠活動資訊！

您所購買的書名：第一個擁抱：溫柔生產的順勢之愛

姓　　名＿＿＿＿＿＿＿＿＿　性別 □ 男　□ 女

出生日期＿＿年＿＿月＿＿日　年齡＿＿＿＿

電　　話＿＿＿＿＿＿＿＿＿

地　　址＿＿＿＿＿＿＿＿＿

E-mail＿＿＿＿＿＿＿＿＿

＿＿＿ 學歷： 1. 高中及高中以下　2. 專科與大學　3. 研究所以上

＿＿＿ 職業： 1. 學生　2. 軍警公教　3. 商　4. 服務業　5. 資訊業　6. 傳播業　7. 自由業　8. 其他

＿＿＿ 您從何處獲知本書： 1. 書店　2. 報紙廣告　3. 電視廣告　4. 雜誌廣告　5. 新聞報導　6. 親友介紹　7. 公車廣告　8. 廣播節目　9. 書訊　10. 廣告回函　11. 其他

＿＿＿ 您從何處購買本書： 1. 金石堂　2. 誠品　3. 博客來　4. 其他

＿＿＿ 閱讀興趣： 1. 財經企管　2. 心理勵志　3. 教育學習　4. 社會人文　5. 自然科學　6. 文學小說　7. 音樂藝術　8. 傳記歷史　9. 養身保健　10. 學術評論　11. 文化研究　12. 漫畫娛樂

請寫下你對本書的建議：

廣	告	回	信
板橋郵局登記証			
板橋廣字第836號			
免	貼	郵	票

to 新北市23660土城區明德路二段149號2樓

凱特文化創意股份有限公司　收

第一個擁抱

溫柔生產的順勢之愛

姓名：

地址：

電話：

iCARE 13

第一個擁抱：溫柔生產的順勢之愛

作　者　邱明秀
發行人　陳韋竹
總編輯　嚴玉鳳
主　編　董秉哲
責任編輯　董秉哲
文字採訪　陳穎書
攝　影　丘丘
封面設計　萬亞雰
版面構成　萬亞雰
校　對　張晴宜
行銷企畫　黃伊蘭

製　版　軒承彩色製版有限公司
印　刷　通南彩色印刷事業有限公司
裝　訂　智盛裝訂股份有限公司
法律顧問　志律法律事務所・吳志勇律師

出　版　凱特文化創意股份有限公司
地　址　新北市236土城區明德路二段149號2樓
電　話　02-2263-3878
傳　真　02-2236-3845
讀者信箱　katebook2007@gmail.com
部落格　blog.pixnet.net/katebook

經　銷　大和書報圖書股份有限公司
地　址　新北市248新莊區五工五路2號
電　話　02-8990-2588
傳　真　02-2299-1658

初　版　2018年5月
ISBN　978-986-96201-1-6
定　價　新台幣350元

國家圖書館出版品預行編目資料｜第一個擁抱：溫柔生產的順勢之愛／邱明秀　著.
──初版.──新北市：凱特文化，2018.5　192面；15 × 21公分.（iCARE；13）
ISBN　978-986-96201-1-6（平裝）1.助產教育　417.4　107003548

第一個擁抱

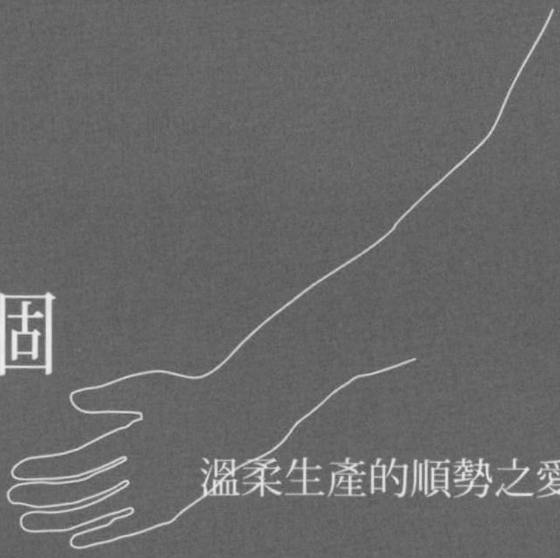

溫柔生產的順勢之愛